I0051820

ALMANACH
ES DILIGENCES
ET
ESSAGERIES ROYALES
DE FRANCE,
POUR L'ANNÉE 1784.

Almanach sera renouvellé en 1785.

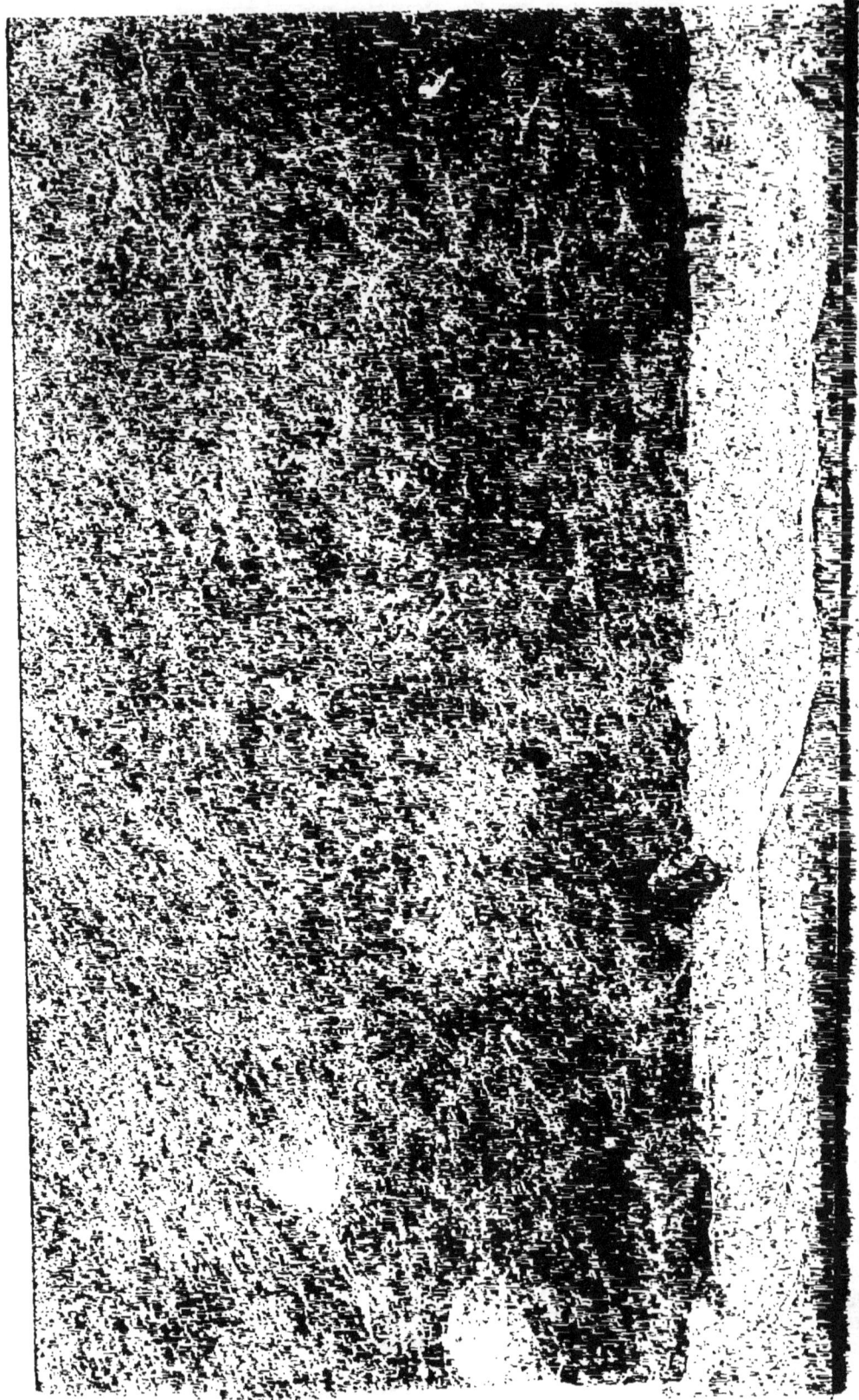

ŒUVRES
D'HIPPOCRATE.

APHORISMES.

T 23
10

ŒUVRES
D'HIPPOCRATE.
APHORISMES,

Traduits d'après la collation de vingt-deux manuscrits, & des interprètes Orientaux ;

Par M. LEFEBVRE DE VILLEBRUNE.

Hippocrates dixit mederi opportere Communia & propria intuentem.
CELSE, L. 1.

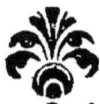

Ex libris d'Ansse de Villoison).

A PARIS,

Chez THÉOPHILE BARROIS le jeune, Libraire, quai des Augustins, n°. 18.

M. DCC. LXXXVI.
Avec Approbation, & Privilège du Roi.

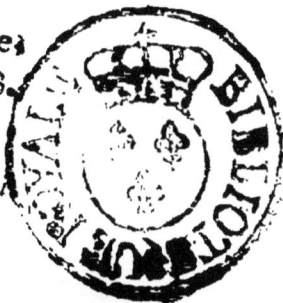

AVERTISSEMENT

NÉCESSAIRE.

«Verùm omnibus facilè palmam præripiat
» indefeſſus, circà Aphoriſmos criticè & medicè
» perpendendos J. B. Lefebvre de Villebrune
» labor. Quàm multa nova in utilitatem medi-
» cinæ protulerit vir, cui ſincerà eruditione
» parem vix inveneris, ſentit quicumque vete-
» rum monimentorum ſphalmata, variationes,
» addita, & omiſſa voluerit attentiùs inſpicere.
» Textum ejus impensè laudamus ; nec tamen ei
» ſemper conſentire licuit, &c.

LORRY, *Præfat. in Aphoriſm.* 1784.

JE rapporte ce jugement d'un
homme éclairé (qui a cependant
craint de s'écarter de l'uſage reçu
malgré les manuſcrits, mais dont la

a iij

mémoire eſt encore chère à la pa-
trie) , pour faire voir qu'il eſt des
gens qui ont ſenti le prix du travail pénible de mon édition Grecque , malgré les critiques erronées
qui en ont été faites. Je pourrois
y joindre ce que feu M. Sanchèz ,
& d'autres habiles médecins m'ont
écrit pour me remercier d'avoir
enfin jetté ſur le texte des Aphoriſmes le jour dont ils étoient ſuf-
ceptibles dans un tems ſi éloigné
de leur auteur. Je m'étois occupé
plus de dix ans de cette édition
Grecque , à différens intervalles ,
recueillant les variantes des an-
ciennes éditions , des manuſcrits
qui me tomboient ſous la main.

Avant de me déterminer à rien publier, je compulfai & collationnai tous les manufcrits de la bibliothèque du Roi, fans paffer un feul mot. Je fentis que ce travail étoit encore infuffifant. Les médecins Syriens Ebadites avoient traduit plufieurs livres d'Hippocrate à la cour des Califes de Bagdad. Je crus qu'il falloit confulter leurs interprétations ; j'entendois leur langue ; mais je ne trouvai pour lors que des verfions Latines ou Hébraïques faites fur leurs traductions : je les lus avec l'attention la plus fcrupuleufe. Je vîs avec étonnement que ces verfions, les Hébraïques furtout, favoir celle du juif arabe Na-

viij AVERTISSEMENT.

than, & celle du juif de Gaïot, me
repréfentoient le plus fouvent les
meilleures leçons des manufcrits
grecs que j'avois lus ; & qu'ainfi les
Ebadites devoient avoir eu de très-
bons exemplaires que nous ne
connoiffons plus. Alors j'eus un
point ¹ fixe, & j'entrepris mon

---

¹ Il me reftoit cependant encore
quelques fcrupules fur plufieurs leçons
de trois manufcrits Grecs que j'ai re-
gardés comme les plus vrais. Les chofes dont il s'agiffoit étant de la plus
grande importance, je defirois le
texte même des anciens interprètes
orientaux. M. Cauffin, profeffeur de
langue arabe au collège royal, a eu la
complaifance d'examiner ces endroits
dans des manufcrits fort difficiles à

édition. Je voulus m'en rendre un compte plus exact , en traduisant en même tems les Aphorismes en François. Cette version avoit si bien disparu de mes yeux, que je la croyois perdue. Je la retrouvai par hafard : quelques médecins à qui j'en parlai, m'engagèrent à la publier , préfumant que je devois avoir mieux fait que d'autres : ils la lurent , & en parurent très-contens. J'ofe dire qu'on y verra ;

---

lire , & m'en a même apporté le texte écrit de fa main. J'ai vu que je pouvois me tenir au parti que j'avois pris , en indiquant cependant les dif-férens fens que les différentes leçons exigeoient.

comme M. Adanſon l'a dit de Théo-
phraſte, des vérités qui n'avoient
pas été répétées, & que les mau-
vaiſes Gloſes de Galien avoient
totalement obſcurcies. Je n'y donne
que les différens ſens [1] des manuſcrits grecs & des traducteurs anciens, ſur-tout des Orientaux. En
joignant aux notes latines de mon
autre édition celles de Riéger, &
quelques remarques précieuſes de
feu M. Lorry, on aura tout ce
qu'on peut déſirer ; mais en liſant

---

[1] Les paſſages parallèles des éditions Grecques, ſont plutôt une con-
cordance des mots d'Hippocrate que
les parallèles des théories : ainſi je
les ai négligés.

les Aphorifmes, il faut bien se per-
suader que ce ne sont pas autant
de vérités mathématiques, & qu'ils
ne doivent jamais être pris que
dans le sens le plus général , suf-
ceptible d'exceptions par nombre
de circonstances particulières. C'est
ce que Celse avoit vu dans Hippocrate : *Communia & propria* ,
dit-il.

J'ai traduit toutes les huit Sec-
tions, nonobstant les abfurdités ou
plutôt les endroits presqu'inintel-
ligibles qui se trouvent vers la fin
de la septième, & dans la huitième.
J'ai joint à ces passages les sources
plus pures que je croyois y être

indiquées ; & par ce moyen, presque tout est devenu intelligible. Je sais que les Ebadites & les meilleurs manuscrits Grecs ne présentent point ces sentences tronquées, ni les répétitions fréquentes dont le texte est chargé ; mais je les ai rendues utiles. Ces passages n'étoient autrefois que des apostilles marginales que chacun jettoit sur son manuscrit, pour se rappeller ce qui l'intéressoit, & qui se sont ainsi introduites dans le texte, par l'ignorance des copistes. Meletius que j'ai fait connoître, Damascius qui l'a suivi à la cour de Justinien, & qu'aucun médecin

médecin n'avoit nommé, quoiqu'il le méritât si justement, ne connoissoient presque pas ces interpolations ou ces additions. S'ils en font mention, c'est pour les rejetter : c'est ce que j'assure sans crainte.

Les Aphorismes n'ont pas non plus été un ouvrage parfait à leur origine : la mort empêcha Hippocrate de finir cet ouvrage. Son fils Thessalus voulut y mettre la dernière main ; mais on sent aisément la différence des deux hommes. Hippocrate possédoit ce même génie géomètre qui caractérisa Descartes & Newton ; & Thessalus ne fut qu'un foible copiste de ce

b

qui avoit été dit avant lui. On
commence à s'appercevoir de cette
foibleffe dès la cinquième Section.
Diofcoride, Artémidore Capiton,
felon Galien, & Galien même,
felon le témoignage de Mélétius,
y ont fait des changemens, qui
n'ont pas toujours amélioré l'ouvrage. Les copiftes l'ont encore
altéré de diverfes manières, foit
en tronquant les textes, foit en
omettant des paffages ; ce que
tous les manufcrits m'ont affez
prouvé. On peut voir dans Ci-
céron, Strabon, Sénèque, Galien,
les plaintes que faifoient les anciens au fujet de la négligence des

copistes, & des changemens qu'ils ont introduits dans tous les livres. Les *Notarii*, ou copistes par abréviation, ont été d'autres sources d'erreur ; aussi Sénèque les appelle *vilia mancipia*, de vils esclaves. Je ne pouvois rien dissimuler à cet égard ; l'honneur d'Hippocrate y étoit intéressé. Néanmoins qu'on ne croie pas légèrement que tel ou tel passage est faux, parce qu'il le paroît au premier abord ; il faut quelquefois dix ans avant d'avoir eu occasion de voir par la pratique la vérité de l'un de ces axiomes ; & l'on est étonné de le trouver vrai. La vie même suffit à peine pour

constater ceux qu'Hippocrate avoit
crus incontestables , soit par expérience , soit par les résultats qu'il
avoit pris dans les différens tem-
ples de la Grèce Européenne &
Asiatique. J'espère que ceux qui
méditeront bien ces sentences , &
ceux même qui m'ont critiqué , y
trouveront de quoi profiter ; mais
le médecin est, comme le poëte,
l'ouvrage de la nature seule. Ni
les livres , ni les maîtres , ni les
malades , ne rendront jamais médecin celui qui n'est pas né pour
l'être ; quoique ce ne soit qu'au-
près des malades qu'on puisse
le devenir.

Je ferai fuivre tous les autres ouvrages aphoriftiques , & ceux qu'on a cru pouvoir attribuer à Hippocrate ; bien perfuadé que quand on l'entendra dans une langue vulgaire , on reviendra à fes principes , d'où malheureufement on ne s'écarte que trop.

Le paffage que j'ai cité de feu M. Lorry, prouve que Sénèque avoit eu raifon de dire :

« Injuriâ conturbatis hoc ipfum fo-
» latio erit , etiamfi noftra facilitas ul-
» tionem omiferit, futurum aliquem
» qui pœnas exigat, a procace & fu-
» perbo , & injuriofo ; quæ vitia nun-
» quam in uno homine & in unâ con-
» tumeliâ confumuntur.

DE INJURIA.

E R R A T A.

Pag. 69, lig. 2, *lifez* redevient.

Pag. 99, lig. 3, ⎫
Pag. 113, lig. 1, ⎭ *lifez* ictériques.

Pag. 104, lig. 15, *lifez* leucophleg-
matique.

Pag. 126, lig. 15, *lifez* felon.

Signes qu'on rencontrera en lifant.

* Douteux.

† Faux.

= Répétition.

APHORISMES

APHORISMES D'HIPPOCRATE.

SECTION PREMIERE.

1. LA vie eſt courte, l'art eſt long, le moment urgent ; mais une expérience *eſt* dangereuſe, & le jugement difficile *à porter*. Il faut que non-ſeulement *le Médecin* faſſe ce qui eſt requis, mais qu'il faſſe auſſi concourir le malade, ceux qui le ſoignent, les choſes externes, à ce qui eſt néceſſaire.

A

2. Dans les troubles de l'eſtomac ou du ventre , & lors des vomiſſe-mens ſpontanés qui ſurviennent, ſi l'on évacue ce qu'il faut évacuer , cela eſt utile , & on le ſupporte bien ; autrement, il arrive le con-traire. Il en eſt de même de la dé-plétion de tout vaiſſeau : ſi elle eſt faite telle qu'elle doit être , elle devient utile , & on la ſoutient bien ; autrement, mal. Il faut donc , *en pareils* cas, conſidérer la contrée , la ſaiſon , l'âge , les maladies dans leſquelles *les* évacuations convien-nent ou non.

3. L'embonpoint procuré par les exercices *ou* la gymnaſtique, eſt dangereux s'il eſt extrême ; car il

ne peut refter au même point dans un parfait équilibre : ne pouvant donc point demeurer dans l'équilibre, ni être pouffé plus loin, il faut qu'il tombe ; c'eft pourquoi l'on doit diminuer promptement cet embonpoint, afin que le corps recommence à prendre nourriture. Mais on ne le fera pas tomber au dernier degré ; il y auroit du danger : on ira feulement jufqu'au terme dont feront fufceptibles les forces de celui qui doit foutenir cette diminution. * Comme donc les réplétions pouffées à l'excès font fâcheufes, de même toute déplétion eft dangereufe fi elle eft portée au même degré.

A 2

4. Un régime mince & trop strict, est toujours dangereux dans les maladies de long cours, & même dans les maladies aiguës; car les déplétions poussées à l'excès, ne se soutiennent qu'avec peine.

5. *Les Médecins* [1] se trompent le plus souvent *en prescrivant* un régime sévère : voilà pourquoi les malades se trouvent plus mal. En effet, tous les accidens d'une maladie deviennent plutôt graves par cette *sévérité*, que par une nourriture un peu plus substantielle. En outre, un régime trop strict & toujours régulier, est même dangereux aux gens en santé, en ce qu'ils soutiennent plus difficile-

ment par-là les écarts qu'ils peuvent faire. * Un régime peu fubf-
tantiel & trop févère, eft donc, en
général, plus dangereux qu'un régime un peu plus nourriffant.

¹ Ce font les termes même du
Traité *de Diæt. Acut.*

6. Dans les maladies extrêmes,
les remèdes extrêmes font les plus
efficaces.

7. Lorfque la maladie eft très-
aiguë, elle préfente promptement
les fymptomes les plus violens :
c'eft pourquoi il faut alors ufer de
la diète la plus févère. Si elle n'eft
pas telle, & qu'on puiffe ainfi nour-
rir davantage, ou aura de l'indul-
gence à proportion que *la maladie*

A 3

fera plus éloignée de l'extrême degré.

8. Quand la maladie eft dans toute fa force, il faut ufer d'une diète très-peu fubftantielle.

9. Il faut cependant juger par les fignes préfens fi le malade aura affez de forces jufqu'au moment du déclin de la maladie, ou s'il ne s'abattra pas au point de fuccomber ; ou fi la maladie arrivera à fon déclin, & diminuera de force avant que le malade *fuccombe*.

10. Lorfque les maladies font de nature à être promptement à leur état, nourriffez très-peu dès l'abord ; fi elles doivent y arriver plus tard, retranchez de la nour-

riture un peu avant qu'elles y
foient, & pendant qu'elles y arrivent : mais dans les jours anté-
rieurs , donnez une nourriture plus
fubftantielle , & feulement affez
pour que le malade fe foutienne
bien.

11. Souftrayez la nourriture
pendant les paroxyfmes, car il eft
alors dangereux d'en donner : il
faut même en fouftraire dans les
paroxyfmes des maladies dont les
accès font périodiques.

12. Or, les paroxyfmes & les
différens états des maladies fe con-
noîtront par *la nature même* de la
maladie , par les faifons , & en
confidérant comment les périodes

fe fuccèdent, augmentent , *rentrent l'un dans l'autre*, foit tous les jours , foit de deux jours l'un ; foit à de plus longs intervalles. Les épiphé-nomènes (*ou fymptomes* qui fur-viennent *particuliérement dans chaque maladie*) indiqueront auffi les mê-mes chofes : tel eft un crachat rou-geâtre ou jaune dans la pleuréfie : s'il furvient bientôt & facilement , la maladie fera courte ; s'il tarde à paroître , elle fera longue. Les uri-nes , les felles , les fueurs , felon qu'elles paroitront , indiqueront auffi les maladies dont les crifes feront faciles ou non , les maladies longues ou courtes.

13. Les vieillards fupportent aifé-

ment l'abſtinence ; ceux d'un âge fait , la ſupportent moins ; les ado-leſcens ne la ſoutiennent preſque point ; les enfans , ſur-tout ceux d'un tempérament vif , ne peuvent pas la ſoutenir.

14. Les corps qui croiſſent ont beaucoup de chaleur naturelle ; il leur faut donc beaucoup de nour-riture ; autrement , leur corps dé-périt. Les vieillards ont peu de chaleur , c'eſt pourquoi il leur faut peu de nourriture. En effet , une nourriture abondante éteint en eux la chaleur. Comme le corps des vieillards eſt froid , ils ont auſſi des fièvres moins aiguës.

15. Les eſtomacs ſont naturelle»

ment très-chauds en hiver & au
printems, & le sommeil très-long;
il faut donc prendre plus d'alimens
dans ces deux saisons. En effet, la
chaleur étant plus grande, on a
besoin de plus de nourriture : les
jeunes gens & les athlètes en sont
une preuve.

16. Le régime humide convient
à tous les fébricitans, sur-tout si
ce sont des enfans, ou si les autres
sujets sont accoutumés à ce régime.

17. Quant à ceux *qui font accoutumés* à manger une seule fois ou
deux fois par jour, ou plus ou
moins souvent & par parties, il
faut accorder quelque chose à la

coutume, à l'âge, à la faifon & au pays.

18. *Les malades* fupportent très-difficilement le manger en été & en automne ; ils le fupportent très-facilement en hiver, & affez bien au printems.

19. ═ « Ne donnez rien aux ma-
» lades pendant les paroxyfmes qui
» arrivent périodiquement. Ne les
» forcez pas, mais retranchez des
» alimens [1] avant les crifes ».

[1] *Voy.* Aph. 11, dont celui-ci une mauvaife répétition.

20. Pendant que la crife fe fait, ou lorfqu'elle vient de s'effeſtuer, ne remuez rien, ne fufcitez rien de nouveau, ni par des purgatifs, ni

par d'autres irritans , mais laiſſez
tout en repos.

21. Econduiſez les matières ;
ſur-tout par les voies où elles tendent , pourvu que ce ſoit par des
iſſues convenables.

22. Purgez & remuez les matières après leur coction , mais non
crues ni au commencement , à
moins qu'il n'y ait orgaſme. Or ,
en nombre de cas , il n'y a pas d'orgaſme.

ᵃ *Voy.* S. 4. 10.

23. N'eſtimez pas les évacuations
par la quantité , mais par la qualité
requiſe avec laquelle elles ſortent ,
& par la facilité avec laquelle *le ma-*
lade les ſoutient. S'il le faut même ,
pouſſez-les

pouffez-les jufqu'à la fyncope,
pourvu que *le fujet* puiffe le foutenir.

24. Quelquefois on peut ufer de
purgatifs au commencement des
maladies aiguës ; mais n'agiffez
qu'après avoir bien jugé de l'état
des chofes.

25. Si le malade eft purgé des matières qu'il falloit évacuer, cela eft
bon, & il le fupporte bien ; mais
difficilement dans le cas contraire.

B

—————————————

SECTION II.

1. Si le sommeil est souvent laborieux dans une maladie *aiguë*, le cas peut devenir mortel ; mais si le sommeil devient utile, il n'y a pas de danger.

2. Si le sommeil fait cesser le délire, cela est de bon augure.

3. Trop de sommeil, trop d'insomnie sont l'un & l'autre de mauvais augure.

4. Ni la satiété, ni la faim, ni rien de ce qui passe les forces de la nature n'est avantageux.

5. Les pesanteurs & les mal-aises

fpontanés préfagent une maladie.

6. Ceux qui ont quelque partie malade , & qui le plus fouvent ne fentent point leurs maux, ont l'efprit dérangé.

7. Faites très-lentement reprendre nourriture à ceux qui ont maigri par de longues maladies ; & fortifiez peu à peu ceux qui ont maigri en peu de tems.

8. Si un convalefcent ne fe fortifie pas en mangeant avec appétit, c'eft un figne qu'il prend trop de nourriture. Si la même chofe arrive à un autre par défaut d'appétit, fachez qu'il faut le purger.

Voy. Aph. 31.

B 2

9. Délayez bien les corps toutes les fois que vous voulez purger.

10. En nourriffant trop des corps impurs, vous en empirez l'état.

11. Il eft plus aifé de remplir avec des alimens fluides qu'avec des folides.

12. Les reliquats, dans les maladies après les crifes, expofent à des récidives.

13. Ceux qui font à la veille d'une crife ont la nuit très-laborieufe avant le paroxyfme; mais la fuivante eft en général plus fupportable.

14. Dans les cours de ventre, le changement des matières eft avantageux, fi elles ne changent pas en pis.

15. Lorſque la gorge eſt malade , ou qu'il ſurvient des boutons ſur le ' corps , conſidérez les excrétions ; car ſi elles ſont bilieuſes , tout le corps participe au mal ; mais ſi elles ſont ſemblables à celles de gens en ſanté , on peut donner des alimens avec ſûreté.

' Je liſois , dans la bouche.

16. Point de travail avec la faim.

Autre ſens. – Si l'abſtinence eſt néceſſaire , point de travail.

Autre ſens. – Ne fatiguez pas par des médicamens un malade qui a ſouffert la faim auparavant.

17. Si l'on prend plus d'alimens que la nature ne peut en ſupporter ,

B 3

cela caufe une [2] *maladie* : la guérifon l'indique.

[2] En lifant *nofos.*

Autre fens. — Si l'on prend plus d'alimens que la nature ne peut en fupporter, cela fait un *amas* (a) *d'humeurs cacochymes* : les évacuations l'ndiqueront.

(a) En lifant *néfis.*

Autre fens. — Si un malade a pris plus d'alimens que fon état ne peut le fupporter, cela lui caufe une furcharge accompagnée de (b) naufées : les évacuations l'indiqueront.

(b) En lifant *nautie* ou *naufie.*

18. Les *malades* qui ont pris trop d'alimens ne tardent pas à rendre leurs felles.

19. Un peu de vin pur appaife la faim d'un malade.

20. Les maladies qui viennent de plénitude fe guériffent par les évacuations. Celles qui viennent de déplétion fe guériffent en rempliffant. On oppofera ainfi les contraires *correlatifs* dans les autres cas.

21. La crife des maladies aiguës arrive, en général, dans le terme de quatorze jours.

22. Les prédictions font prefque ᵛ toutes sûres dans les maladies aiguës, foit pour la vie, foit pour la mort.

ᵛ D'autres prennent la négative avec abfurdité, contre le fens de l'idiotifme: l'affirmative étoit vraie pour les anciens.

23. * Tout quatrième jour eſt l'indice des ſeptièmes. Le huitième commence la ſeconde ſemaine. Le onzième eſt auſſi indicatoire ; car c'eſt le quatrième depuis la ſeconde ſemaine. Le dix-ſeptième eſt encore indicatoire ; car c'eſt le quatrième depuis le quatorze , & le ſeptième depuis le onzième.

« Le traducteur Arabe , (Honaïn) » réuni aux manuſcrits grecs actuels , » préſente l'aphoriſme plus complet. » Le voici ».

* Chaque quatrième jour indique les ſeptièmes. Le huit commence la ſeconde ſemaine. Le onze eſt indicatoire : c'eſt le quatrième depuis la ſeconde ſemaine , & il indique

le quatorze. Le dix-fept eſt encore indicatoire : c'eſt le quatrième depuis le quatorze ; le feptième depuis le onze ; & il indique le vingt.

Voy. Pronoſt. XX. 122.

24 = †. Ceux qui ont le ventre humide dans la jeuneſſe, l'ont reſ-ferré dans la vieilleſſe. Ceux qui l'ont reſſerré dans la jeuneſſe, l'ont humide dans la vieilleſſe.

Voy. Aph. 53 plus vrai.

25. Les fièvres quartes de l'été font de peu de durée en général ; mais celles d'automne font longues, fur-tout celles qui fe déclarent à l'entrée de l'hiver.

26. Il vaut mieux que la fièvre

furvienne aux convulfions, que les convulfions à la fièvre.

27. Ne vous fiez pas au mieux qui arrive fans caufe manifefte : ne craignez pas trop non plus les fâcheux accidens qui furviennent fans raifon évidente ; car fouvent cela n'eft que paffager.

28. Si le corps des fébricitans refte extérieurement dans le même état , fans maigrir proportionnément à la force de la fièvre ; ou fi au contraire il maigrit plus qu'il ne devroit, c'eft un mal ; car le premier cas indique une longue maladie , & le fecond beaucoup de foibleffe.

29. Si vous voulez remuer quel-

que chofe, faites-le dès le commencement des maladies ; car il vaut mieux ne rien faire lorfqu'elles font dans leur force.

30. Tout eft dans un état de foibleffe au commencement & à la fin des maladies ; mais dans un état de violence lorfqu'elles font à leur plus haut degré.

31. ⸗ Bien manger après une maladie, & ne pas prendre de forces, c'eft un mauvais figne.

Voy. Aph. 8.

32. En général tous les convalefcens qui d'abord mangent bien, & ne prennent pas nourriture, perdent enfin l'appétit ; mais ceux qui

n'avoient d'abord pas d'appétit, &
qui enfuite defirent le manger, fe
tirent mieux d'affaire.

33. En toute maladie avoir l'efprit préfent, & prendre volontiers
ce qui eft adminiftré, c'eft un bon
figne. Le contraire eft un mauvais
figne.

34. Dans les maladies, il y a
moins de danger pour ceux dont la
maladie eft analogue à leur conftitution, à leur âge, à leur habitude,
& à la faifon, que pour ceux dont
la maladie n'eft pas analogue à l'une
ou à l'autre de ces circonftances.

35. En toute maladie, il eft plus
avantageux que les régions om-
bilicale & hypogaftrique foient
graffes ;

graffes ; leur extrême maigreur eft
défavantageufe, & il eft dangereux
de purger, dans ces cas-ci, par le
bas.

36. 37. On ne purgera prefque
point fans inconvénient ceux dont
le corps eft en bon état ; car ils font
auffi-tôt abattus, fur-tout ceux qui
ne vivent que de chétifs alimens.

38. Le manger & la boiffon
moins falubres, mais qui font plus
agréables, *à celui qui en ufe*, font
préférables pour lui à de plus falubres, mais moins agréables.

39. Les vieillards ont en général des maladies moins fortes que
les jeunes gens ; mais fi une maladie
devient chronique chez eux, c'eft

C

en général celle dont ils meurent.

40. Les rhumes de gorge & de cerveau n'arrivent jamais à une coction parfaite dans les gens très-vieux.

41. Ceux qui éprouvent souvent de fortes syncopes, sans cause manifeste, meurent enfin subitement.

42. Il est impossible de guérir une forte apoplexie, & difficile d'en guérir une foible.

43. Ceux qui sont suffoqués par une maladie strangulatoire, & qui ont les membres résolus après une agitation convulsive, sans cependant être morts, en reviennent rarement, lorsqu'il leur a paru de l'écume à la bouche.

44. Ceux qui font très-gras font plus expofés à une mort fubite que les fujets maigres.

45. Avec l'âge, & en changeant de climat, les jeunes gens guériffent quelquefois de l'épilepfie.

46. Si l'on a deux maux en même tems, & non dans la même partie, le plus douleureux rend l'autre moins fenfible.

47. La douleur & la fièvre ont plutôt lieu lorfque la fuppuration commence, que lorfqu'elle eft bien établie.

48. La fenfation pénible, qui réfulte du mouvement quelconque du corps, ceffe bientôt par le repos.

49. Ceux qui, étant peu forts,

ou même vieux, suffisent par l'habitude à des travaux accoutumés,
les supportent plus facilement que
des jeunes-gens même robustes ,
mais qui n'y sont pas exercés.

50. Ce à quoi l'on est accoutumé
depuis long-temps, quoique moins
avantageux, cause moins de dérangement que ce qui est extraordi-
naire. Il faut donc revenir à ce qui
est [1] familier.

[1] C'est le vrai sens, celui de Celse, de
plusieurs manuscrits ; quoique les Arabes aient pris la négative avec d'autres.

51. Il est dangereux de vuider
ou de remplir, d'échauffer ou de
rafraîchir beaucoup & subitement ;
enfin de remuer ainsi le corps par

quelque chofe que ce foit : car tout
excès fubit fait violence à la nature;
mais ce qui s'opère peu à peu eft
toujours sûr ; particuliérement fi
l'on paffe par gradation d'une chofe
à l'autre.

52. Si en agiffant avec raifon
l'on ne voit pas de réfultats con-
formes à cette conduite réfléchie ;
il ne faut point paffer à autre chofe,
fi ce que l'on a d'abord préfumé,
avec fondement, perfévère.

53. Ceux qui, dans la jeuneffe,
ont le ventre libre, fe tirent mieux
d'affaire que ceux qui l'ont refferré;
mais fi le ventre perfifte à être libre
jufques dans la vieilleffe, alors on
s'en trouve plus mal. Il eft, en gé-

C 3

néral, plus avantageux aux vieillards d'avoir le ventre fec.

54. Une haute taille a quelque
chofe de noble & d'agréable dans
la jeuneffe ; mais dans la vieilleffe
elle devient incommode, & plus
défavantageufe qu'une moindre
taille.

S E C T I O N   I I I.

1. L ɛ s maladies arrivent fur-tout
par le changement des faifons; mais
particuliérement fi l'ordre du froid
& de la chaleur eft beaucoup changé.
Elles arrivent auffi à proportion des
autres irrégularités des températures.

2. Les tempéramens fe trouvent
mieux les uns de l'hiver, les autres
de l'été.

3. *Les tempéramens* fe trouvent
auffi les uns mieux, les autres moins
bien dans certaines contrées, avec
certain régime, & font plus ou

moins affectés du caractère des différentes maladies. Il en est de même des âges relativement aux faisons, aux climats, au régime, au caractère des maladies.

4. Dans tout climat où il fait tantôt froid, tantôt chaud le même jour, les maladies tiennent des maladies d'automne.

5. Les vents de midi émoussent l'ouie, causent des vertiges, des douleurs de tête; rendent lourd, & énervent le corps. Lorsque cette température domine, on voit paroître, dans les maladies, des ulcères sanieux, sur-tout à la bouche, aux parties génitales, & autres affections de ce genre. Si la tem-

pérature eſt boréale, il y a des toux, des ulcères à la gorge, des conſtipations, des difficultés d'uriner, des douleurs de côté, de poitrine avec friſſonnement. Si donc cette température domine, il faut s'attendre à ces maladies ſur-tout.

6. Lorſque l'été eſt ſemblable au printems, il faut s'attendre à beaucoup de ſueurs dans les fièvres.

7. Dans les ſéchereſſes, les fièvres deviennent aiguës ; & ſi l'année eſt en grande partie telle que la température qui a prédominé, il faut, pendant toute l'année, s'attendre à des maladies qui, la plupart, auront

le caractère de celles de cette température prédominante.

Aphorisme d'un grand sens.

8. Dans les saisons régulières, les maladies suivent un cours régulier, parviennent facilement à leur état, & la crise se fait sans peine. Dans les saisons irrégulières, les maladies arrivent à peine à un état déterminé, & la crise se fait difficilement.

9. En automne, les maladies sont la plupart très-aiguës, & le plus souvent mortelles. Le printems au contraire est, en général, très-salubre & moins mortel.

10. L'automne est très-funeste aux phthisiques.

11. *Quant aux effets de la fucceffion des faifons*, fi l'hiver eft fec & froid & le printems pluvieux fous un vent de midi, il y aura néceffaire- ment en été des fièvres aiguës, des ophthalmies, des dyfenteries, fur-tout chez les femmes & tous les fujets d'une conftitution très-hu- mide.

12. Si la température de l'hiver eft auftrale, pluvieufe, tranquille, mais le printems froid, fec, & agité par des vents, les femmes qui doi- vent accoucher au printems avor- tent à la moindre caufe : celles qui amènent leur fruit à terme n'ont que des enfans foibles, maladifs & qui meurent bientôt ; ou s'ils

vivent, ils font fluets, malingres, & toujours dans un état malade. Quant aux autres fujets d'une conftitution trop humide, il leur furvient des ophthalmies sèches, des dyfenteries. Les vieillards éprouvent des tranfports d'humeur pituiteufe,& de-là des paralyfies fubites & mortelles.

13. Si la température de l'été eft fèche & boréale, mais l'automne pluvieux fous un vent de midi, il y aura en hiver de fortes céphalalgies, des engorgemens [1] muqueux, *& fouvent mortels* du cerveau, des enrouemens, & même dans quelques fujets, des phthifies.

[1] *Voy.* S. 7, 50.

14.

14. Si *après un tel été* la température *de l'automne* eſt ſèche & boréale, elle devient utile aux conſ-
titutions humides, & aux femmes.
Les autres *ſujets* ſeront expoſés à
des ophtalmies ſèches, à des fièvres
aiguës ; quelques-uns à des fièvres
de long cours ; d'autres aux effets
de l'atrabile.

15. Entre les différentes températures de l'année, les ſéchereſſes
ſont en général plus ſalutaires que
les pluies, & moins mortelles.

16. Or, voici les maladies qui
arrivent, en général, dans les températures pluvieuſes ; des fièvres
de long cours, des diarrhées, des
pourritures, des attaques d'épilep-

D

fie, des paralyfies, des efquinancies : mais les féchereffes occafionnent des fièvres aiguës, la phthifie
des ¹ yeux, des douleurs artriti-
ques, des dyfenteries, des difficultés d'uriner.

¹ C'eft le texte le plus général des
manufcrits.

17. Quant aux températures
journalières, les boréales rendent
les corps plus compactes, plus ro-
buftes & plus leftes. Elles don-
nent une bonne couleur, aiguifent
l'ouïe, refferrent le ventre, pi-
quent les yeux. Si l'on avoit quelque douleur de poitrine, on la fent
alors plus vivement. Les tempé-

ratures auftrales détrempent & ré-
folvent les corps, émouffent l'ouïe,
occafionnent des douleurs de tête
& des vertiges. Elles appefantiffent
les yeux, & même tout le corps;
& elles lâchent le ventre.

18. Quant aux faifons, *confidérées
folitairement*, les enfans & ceux de
l'âge fuivant fe trouvent très-bien,
& jouiffent d'une fanté parfaite au
printems & pendant la première
partie de l'été; de même que les
vieillards pendant l'été & une partie
de l'automne; mais le refte de l'automne & l'hiver font favorables à
ceux d'un âge intermédiaire.

19. On voit toutes les efpèces
de maladies dans toutes les faifons;

D 2

mais il y en a qui paroiffent, d'autres qui s'aggravent, plutôt dans une faifon que dans l'autre.

20. Au printems on voit des manies, des mélancolies, des épilepfies, des hémorragies, des efquinancies, des rhumes de cerveau, de gorge, des toux, des dartres, des efflorefcences farineufes, des taches livides ou blanchâtres, beaucoup de puftules ulcéreufes, des tubercules, & des douleurs de goutte.

21. Dans l'été on voit auffi quelques-uns de ces maux, &, en outre, des fièvres continues, ardentes; beaucoup de fièvres tierces, des vomiffemens, des cours de ventre,

des douleurs aux yeux, aux oreilles; des ulcères à la bouche, des
pourritures ¹ sur-tout aux parties
génitales, & des taches de sueur.

¹ *N. B.* Quelques anciens manuscrits
grecs finissent ainsi: « des dépôts d'hu-
» meurs séreuses au scrotum » : ce
que j'ai vu arriver à trois enfans pendant l'été.

22. En automne il arrive aussi
beaucoup de maladies d'été : outre
cela des fièvres, quartes, ou sans
caractère déterminé ; des maux de
rate, des hydropisies, des phthisies,
des difficultés d'uriner, des dysen-
teries, des lientéries, des volvulus,
des vomissemens, des douleurs
sciatiques, des esquinancies, des

accès d'asthme , d'épilepsie , de manie , & de mélancolie.

23. En hiver il y a des maux de poitrine, de côté, des lombes ; des rhumes de cerveau , des enrou-mens, des toux ; des maux de tête, des vertiges , des apoplexies.

Le texte vulgaire est : « en hiver, il » y a des pleurésies, des péripneumo-» nies, des léthargies , des rhumes de » cerveau , des enroumens, des toux , » des douleurs de poitrine, de côté , » des lombes ; & des maux de tête, » des vertiges , des apoplexies.

24. Quant aux âges il y arrive ces maladies-ci. Les nouveaux nés, les enfans du premier âge font fujets aux aphtes , à des vomisse-

mens, des toux, des infomnies, des frayeurs pendant le fommeil ; à des inflammations de l'ombilic, à des écoulemens d'oreille.

25. Ceux qui approchent de la dentition éprouvent un prurit poignant aux gencives, des fièvres, des convulfions, des cours de ventre, fur-tout lorfqu'ils font les dents canines. Or ces accidens arrivent aux enfans les plus pleins fur-tout, & à ceux qui ont le ventre refferré.

26. Ceux d'un âge plus avancé deviennent fujets aux inflammations des amygdales, à la courbure quelconque de la colonne épinière (*au rachitis*), à l'afthme, à la

pierre, aux lombrics, aux afca-
rides, à des excroiffances flottantes,
au gonflement des parotides, à des
écrouelles ; enfin à d'autres efpèces
de tumeurs.

27. Ceux qui font plus âgés, &
qui approchent de la puberté, deviennent auffi fujets à plufieurs de
ces maux, à de longues fièvres, à
des faignemens de nez.

28. Les maladies de l'enfance
font, en général, jugées les unes
en quarante jours, les autres en
fept mois ; quelques-unes en fept
ans, quelques autres vers la puberté. Mais les maladies de cet âge
deviennent chroniques lorfqu'elles
ne finiffent pas, dans les mâles, à

l'âge de puberté, ou au moment des premières jouiffances ; & dans les femelles après les premières éruptions des règles.

29. Les adolefcens deviennent fujets à des crachemens de fang, aux phthifies, aux fièvres aiguës, au mal-caduc, & à d'autres mala-dies ; mais fur-tout à celles-ci.

30. Après l'adolefcence on de-vient fujet à l'afthme, à la pleu-réfie, à la péripneumonie, à la léthargie, à la frénéfie, aux fiè-vres ardentes ; à de longs cours de ventre, à des flux bilieux, des dyfenteries, des lienteries, des hémorroïdes.

31. La vieilleffe eft fujette à des

difficultés de respirer, d'uriner ;
à des toux catarrales ; à des douleurs néphrétiques ; à des strangu-
ries ; à des vertiges , des apoplexies; à des cachexies, des prurits
par tout le corps ; à des insomnies.
Le ventre , les yeux, le nez sont
abreuvés de sérosités : la vue s'obf-
curcit , s'éteint ; & l'ouïe devient
dure.

SECTION IV.

1. PURGEZ les femmes groffes,
depuis le quatrième mois jufqu'au
feptième, s'il y a orgafme. Faites-le
moins dans ¹ les autres mois ; car
il y a du danger lorfque le fétus eft
trop jeune ou trop avancé.

¹ C'eft la leçon de mes fix plus anciens manufcrits. Un Arabe fuit le
texte vulgaire , *mais moins celles-ci* : favoir au *feptième mois*. Un autre Arabe
a lu , *mais moins avant ce tems-là ; & mais*
moins près de ces tems-là.

2. Faire évacuer par des purgatifs tout ce qui auroit du fortir
fpontanément , c'eft un avantage.

Si *les évacuations* paſſoient ce terme , il faudroit les arrêter.

3. Si d'ailleurs on évacue des matières telles qu'il falloit en évacuer,
c'eſt encore un avantage & on le
ſoutient bien ; autrement, mal.

4. Purgez plutôt par le haut en
été , & par le bas en hiver.

5. Vers la canicule , & pendant
ſon période , les purgatifs ne ſont
pas ſans inconvénient.

6. On peut purger par le haut les
ſujets minces s'ils vomiſſent aifé-
ment ; mais avec beaucoup de ré-
ſerve en hiver.

7. 8. Purgez même par le bas , en
été , les ſujets d'un médiocre em-
bonpoint ,

bonpoint, s'ils ont de la peine à vomir; mais, en général, prenez garde de purger les phthisiques par le bas.

9. Purgez copieusement les mé-lancoliques par le bas, en appli-quant les contraires avec le même raisonnement *que pour les cas pré-cédens.*

10. Purgez dans les maladies très-aiguës, le même jour *qu'elles se déclarent,* s'il y a orgasme; car, en pareil cas, il est dangereux de temporiser.

11. Les tranchées, les douleurs vers l'ombilic, aux lombes, les-quelles ne cèdent ni aux purgatifs, ni à tout autre moyen curatif, se

E

terminent par une hydropifie [1] fèche.

« [1] Ou en hydropifie fèche, » qu'on interprète diverfement ; c'eft - à - dire, que les felles deviennent dures, & le ventre très-refferré (*a*).

(*a*) Celfe, & le manufcrit latin de la bibliothèque du Roi omettent le mot *fèche*.

12. Il eft dangereux de purger par le haut, en hiver, les lientériques.

13. Quant à ceux que l'ellébore ne fait pas vomir fans de grands troubles, il faut d'abord leur bien humecter l'eftomac, & le fortifier avec un peu d'aliment avant *la prife du vomitif*.

14. L'ellébore agit plus efficace-

ment si l'on prend du mouvement,
& moins si l'on dort, ou si l'on reste
en repos.

15. Ainsi, lorsque vous voudrez
rendre l'ellébore plus actif, donnez
du mouvement au corps. Si l'on
veut qu'il agisse moins, qu'on reste
tranquille, ou qu'on dorme. Les
nausées [1], que suscite l'oscilla-
tion d'un vaisseau, prouvent que
le mouvement trouble le corps.

[1] Le mot *nautie*, d'un ancien manuscrit, se dit particuliérement des dégoûts
qu'on a sur un vaisseau, & ensuite de
tout dégoût. D'autres lisent *nautilie*, *la
navigation* même ; mais on peut entendre le passage comme dans ma version
latine. *Les nausées* qui résultent du mouvement, après avoir pris l'ellébore,

prouvent que ce mouvement trouble le corps.

16. L'ellébore eſt dangereux pour ceux qui ont la fibre charnue & compaƈte ; il leur cauſe des con-vulſions [1].

[1] *Voyez* cependant Gaſſendi , T. 2, p. 144.

17. Si , étant ſans fièvre , on a de l'averſion pour le manger , des douleurs piquantes au cardia , des tournoiemens de tête , & ſouvent quelque amertume dans la bou-che , on a beſoin d'être purgé par le haut.

18. Les douleurs au-deſſus du diaphragme , & qui indiquent un purgatif , indiquent qu'il faut pur-

ger par le haut ; celles qui font au-
deffous indiquent qu'il faut purger
par le bas.

19. Ceux qui ont pris des purgatifs, & n'ont pas foif après avoir
été purgés, ne font dégagés des
mauvaifes humeurs que lorfqu'ils
font pris de la foif.

Principe important pour les anciens.

20. Celui qui eft fans fièvre, &
qui fent des tranchées, une pefan-
teur dans les genoux, & une douleur aux lombes, a befoin d'être
purgé par le bas.

21. Les felles noires, fanguino-
lentes & fpontanées, foit avec de
la fièvre, foit fans fièvre, font très-
mauvaifes. Plus il y a de mauvaifes

E 3

couleurs dans les felles, plus auſſi
le mal eſt grand. Si ces évacuations
font l'effet d'un purgatif, il y a
moins de mal, pourvu cependant
que ce qu'il y a de mauvais ne
foit pas en trop grande quantité.

22. La plupart des maladies, au
commencement defquelles l'atrabile paroît par haut ou par bas,
font mortelles.

23. Les fujets exténués par des
maladies aiguës ou longues, ou à la
fuite de bleſſures, ou autrement,
& qui rendent par le bas de la bile
noire, ou comme du fang noir,
meurent le lendemain.

24. La dyfenterie qui commence
par l'atrabile eſt mortelle *en général.*

25. Le sang qui fait éruption par le haut est le plus souvent de mauvais augure ; mais quelquefois le sang noir qui sort par le bas , peut [1] n'être pas un mauvais symptome.

[1] Je l'ai vu terminer heureusement une fièvre quarte rebelle dans un jeune sujet.

26. Si un sujet dysentérique rend comme des chairs par les selles , cela peut devenir mortel.

27. Le ventre de ceux qui ont de grandes hémorragies , dans les fièvres , de quelque partie que ce soit , devient humide lorsque ces sujets se rétablissent.

28. Les selles bilieuses *des febri-*

citans ceffent s'il leur furvient une furdité , & réciproquement la furdité ceffe s'il leur furvient des felles bilieufes.

29. Si dans les fièvres il furvient de la rigueur le fixième jour , la crife fe fait difficilement.

30. Dans les maladies qui ont des paroxyfmes, fi la fièvre reprend le lendemain à l'heure où elle avoit quitté la veille , la crife fe fait difficilement.

31. Une fenfation de laffitude pénible dans les fièvres eft fuivie de dépôts aux articulations , mais fur-tout aux ' mâchoires.

¹ C'eft-à dire près de leur articulation.

32. Lors de la convalefcence, c'eft aux endroits, où l'on a éprouvé quelque fenfation pénible, que fe font les dépôts.

33. S'il y avoit quelque partie affectée avant la maladie, c'eft-là qu'elle fixe fon fiège.

34. Si dans une fièvre on éprouve une fuffocation fubite, fans qu'il y ait de tumeur au pharynx, le cas eft mortel.

35. Si un malade a le cou tourné, & ne peut avaler, fans qu'il y ait tumeur, le cas eft mortel.

36. Les fueurs qui paroiffent dans les fièvres font avantageufes le trois, le cinq, le fept, le neuf, le onze, le quatorze, le dix-fept, le

vingt-un, le vingt-fept, le trente-un, le trente-quatre; car ces fueurs jugent les maladies. Celles qui ne paroiffent pas l'un de ces jours-là préfagent un état laborieux, une longue maladie, & des récidives.

37. Les fueurs froides dans une fièvre aiguë préfagent la mort; mais dans une fièvre plus modérée une longue maladie.

38. * La partie du corps, où paroît la fueur, eft celle où la maladie a fon fiège.

39. * La partie qui eft ¹ froide ou chaude eft auffi celle où la maladie a fon fiège.

¹ C'eft-à-dire, ou plus froide, ou plus chaude qu'elle n'eft naturellement.

40. S'il arrive des changemens rapides dans le corps, & qu'il se refroidisse, & se réchauffe alternativement ; ou s'il change de couleur, cela indique une longue maladie.

41. Une sueur abondante, à la suite du sommeil, indique qu'on prend trop de nourriture. Si elle survient à celui qui n'en prend pas trop, sachez qu'il a besoin d'évacuer.

42. * Une sueur abondante & continuelle, froide ou chaude, indique, savoir, la première, une plus grande maladie ; la seconde, une moindre.

43. Ceux dont les fièvres continues deviennent plus fortes, cha-

que troifième jour , font plus en
danger. Mais de quelque manière
qu'elles deviennent intermittentes,
cela indique qu'elles ne font pas
dangereufes *en général*.

44. Ceux qui ont de longues
fièvres font expofés à des tumeurs ,
ou à des douleurs aux articulations.

45. Ceux qui ont des tumeurs ,
ou des douleurs aux articulations
après qu'ils ont été guéris de longues fièvres , prennent trop d'alimens.

46. Si la rigueur furvient fré-
quemment dans une fièvre continue , le malade étant déjà affoibli,
le cas eft mortel.

47. Les crachats livides , fan-
guins ,

guins, fétides, bilieux, dans les fièvres continues, font mauvais. Mais fi les crachats viennent tels qu'ils doivent être, cela eft avantageux. Si au contraire il refte dans la poitrine quelque chofe dont elle ne foit pas purgée, c'eft un mal. C'eft auffi un mal fi l'on ne rend pas par les urines, ou par les felles ce qu'il feroit avantageux d'évacuer.

48. Dans les fièvres continues (aiguës) fi l'extérieur eft froid, mais l'intérieur brûlant, & que la foif preffe le malade, le cas eft mortel.

49. Dans une fièvre continue (aiguë), fi la bouche eft tournée,

F

le fourcil tiraillé, l'œil renverſé ;
ſi le malade ne voit pas, n'entend
pas, étant déjà très-affoibli ; enfin,
s'il paroît un de ces ſymptomes,
la mort n'eſt pas éloignée.

50. Si dans une fièvre continue
(*aiguë*) il ſurvient une difficulté
de reſpirer, & une aliénation d'eſprit, le cas eſt mortel.

51. Les dépôts qui ſurviennent
dans les fièvres, & qui diſparoiſ-
ſent, ſans aboutir, aux premiers
mouvemens critiques, préſagent
une longue maladie.

52. Ceux dont les yeux lar-
moient, involontairement, dans
les fièvres aiguës, ſont en très-
grand danger.

53. Lorfque dans les fièvres ardentes il s'amaffe des matières vifqueufes aux dents, les fièvres deviennent ou plus fortes, ou plus longues.

54. Ceux qui dans les fièvres ardentes ont de petites toux fèches, & fréquentes, n'ont pas foif proportionnément à la fièvre.

55. Les fièvres qui furviennent aux tumeurs des glandes font mauvaifes, excepté les éphémères.

56. Les fueurs qui furviennent à un fébricitant, fans faire ceffer la fièvre, font mauvaifes, ou la maladie fe prolonge; mais alors elles ne font qu'un figne de beaucoup d'humidité *dans le fujet.*

57. La fièvre qui furvient à une convulfion, ou à un tétanos, fait ceffer la maladie.

58. La rigueur qui furvient à une fièvre ardente la fait ceffer.

59. La fièvre tierce légitime fe juge en fept accès au plus.

60. Si, dans les fièvres aiguës, il furvient à la furdité un grand faigne-ment de nez, ou fi le ventre fe lâche, la maladie ceffe.

61. Si la fièvre ceffe dans un jour non critique, elle revient or-dinairement.

62. Si dans les fièvres il furvient une jauniffe, fans rigueur, avant le feptième jour, c'eft un mauvais figne; à moins qu'il ne furvienne

un flux foit par les felles, foit par les urines, ou un faignement de nez abondant.

63. * Si dans les fièvres on éprouve, de la rigueur tous les jours, la folution [1] de la fièvre fe fait partiellement chaque jour.

[1] Quelques manufcrits grecs portent fimplement « la fièvre ceffe ».

64. La jauniffe qui dans les fièvres fuivient le fept, le neuf, le onze, le quatorze, eft avantageufe, fi l'hypocondre droit n'eft pas dur ; s'il l'eft, le cas eft douteux.

Voy. S. 6, 42.

65. Dans les fièvres une chaleur ardente à l'eftomac, ou une douleur

poignante au cardia, eſt de mauvais augure.

66. Dans les fièvres aiguës, les
mouvemens convulſifs, ou les
douleurs d'entrailles, ſont de mauvais augure.

67. Dans les fièvres, les frayeurs
qui interrompent le ſommeil, ou
les convulſions, ſont de mauvais
augure.

68. Dans les fièvres (*aiguës*),
la reſpiration entrecoupée eſt un
mauvais ſigne ; elle indique un état
convulſif.

69. Ceux qui dans un état fié-
vreux rendent d'abord des urines
épaiſſes, grumeuſes, & en petite

quantité, se trouvent mieux si elles
sont suivies de beaucoup d'urines
très-délayées. Or, ces dernières
suivent sur-tout celles qui ont dès
l'abord formé un sédiment dense
par la grossiéreté des matières.

70. Les fébricitans, qui rendent
des urines troubles comme celles
des bêtes de somme, ont des douleurs de tête, ou ils en auront.

71. Ceux dont la maladie doit se
juger le sept rendent des urines
qui, le quatre, ont un nuage rou-
geâtre, si d'ailleurs tout va dans
l'ordre.

72. Ceux dont les urines restent
aqueuses, blanches, sont en dan-

ger , fur-tout ¹ , fi ces urines furviennent aux frénéfies.

¹ Plufieurs autres manufcrits portent:
« c'eft ce qui paroît fur-tout dans les
» cas de frénéfies ».

73. Lorfque les hypocondres
font météorifés, mais fans inflammation, fi , à la douleur de l'hypocondre , il furvient des borborigmes qui gagnent le bas, le mal
ceffe ; fur-tout fi le ventre fe lâche
avec des vents & un flux d'urines.

Voy. Prænot. 60, *Coac.* 281.

L'aphorifme vulgaire eft pris des
Coac. n°. 291. « S'il furvient une dou-
» leur des lombes à ceux qui ont les
» hypocondres météorifés & qui y

» éprouvent des borborigmes, leur
» ventre revient humide, à moins
» qu'ils ne rendent des vents, & beau-
» coup d'urines : ce qui a lieu dans les
» fièvres ».

Mais les interprètes, sur-tout Fer-
rant de Bourges, renvoient à celui
qui précède, pour y trouver du sens.
Celse n'a pas non plus suivi celui-ci.
(*Voyez mes notes latines*).

74. Ceux qui ont à craindre des
dépôts aux articulations, en sont
quelquefois garantis par un flux
abondant d'urines épaisses & blanches, comme on en voit au quatrième jour dans quelques malades
qui ont des fièvres accompagnées
d'une lassitude pénible ; mais ils en
sont sur-tout garantis s'il survient

auſſi un grand ſaignement de nez.

75. * Si quelqu'un piſſe du ſang
& du pus, cela indique un ulcère
à la veſſie ou aux reins.

76. * Si dans des urines épaiſſes
on apperçoit comme des filamens,
cela vient des reins.

77. * Ceux qui rendent des matières ſurfuracées, dans des urines
épaiſſes, ont une affection pſorique
à la veſſie.

78. * Le ſang qui ſort ſpontané-
ment par la verge indique la rup-
ture d'un vaiſſeau des reins.

Voy. Les médecins de Breſlaw ſur les
hémorroïdes de la veſſie.

79. † Ceux dont les urines dépo-

sent comme du sable, ont la vessie attaquée de la pierre.

Ceci est réfuté dans de affect. intern.

80. Si l'on rend du sang grumeux par la verge, avec strangurie, & que la douleur se porte à l'hypogastre & au périnée, le systême de la vessie est offensé.

Voy. De affect. intern.

81. ═ Si l'on rend du sang, du pus, des matières squammeuses par la verge, & que cela ait une mauvaise odeur, la vessie est ulcérée.

Voy. De affect. int. & aph. S. 7, 39.

82. Ceux à qui il survient un petit tubercule dans l'urètre, sont

délivrés de ce mal , si ce tubercule
vient à s'ouvrir & supure.

83. L'urine abondante , pendant
la nuit , indique que les selles ne
sont pas assez copieuses.

SECTION

SECTION V.

1. LES convulsions, causées par l'ellébore, peuvent être mortelles.

2. Les convulsions, après une blessure, peuvent être mortelles.

3. Les convulsions, le hoquet, après une grande perte de sang, font de mauvais augure.

4. Les convulsions ou le hoquet, après une trop forte purgation, font de mauvais augure.

5. Si un homme ivre perd la parole tout-à-coup, il meurt convulsé, à moins que la fièvre ne le prenne ; ou qu'étant parvenu au

G

terme où l'ivreſſe doït ceſſer, il ne recouvre la parole.

Conférez S. 7, 7.

6. Ceux qui ſont pris d'un téta-nos périſſent ſouvent en quatre jours ; mais s'ils paſſent le quatorze ils en réchappent.

7. L'épilepſie qui ſe manifeſte avant l'âge de puberté ſe guérit quelquefois ; mais ſi elle perſé-vère juſqu'à vingt-cinq ans, elle ne finit qu'à la mort.

8. Si les pleurétiques n'expec-torent pas, dans les quatorze jours, la matière morbifique, la ſuppura-tion s'établit.

9. La phthiſie attaque la jeu-

nesse, sur-tout depuis dix-huit ans jusqu'à trente-cinq.

10. Ceux dont l'esquinancie disparoît, & se jette sur la poitrine, périssent la plupart en sept jours : s'ils passent ce terme, sans expectorer de phlegmes, la suppuration s'établit.

11. Si les phthisiques rendent des crachats qui ont une odeur forte, lorsqu'on les jette sur des charbons ardens ; & si les cheveux leur tombent de la tête, le cas est mortel.

12. Lorsque les cheveux tombent aux phthisiques, il leur survient un cours de ventre, & ils meurent.

G 2

Cet aphorifme & le précédent n'en font qu'un, & ne peuvent être féparés. Quelques manufcrits le prouvent.

13. Si l'on expectore un fang fpumeux, fans aucune douleur, au-deffous du diaphragme, cette excrétion vient des poumons.

14. = Les phthifiques à qui il furvient une diarrhée, meurent.

Cet aphorifme eft ailleurs réuni avec plus de vérité aux 11, 12, & les trois n'en font qu'un, qui eft celui-ci.

Si les phthifiques rendent des crachats qui exhalent une odeur forte fur la braife, & que les cheveux leur tombent, il leur furvient une diarrhée, & ils meurent.

15. Si les pleurétiques, chez

qui la fuppuration s'eft établie ,
font purgés du pus dans les quarante jours , ils guériffent : autrement ils deviennent phthifiques.

16. L'eau chaude employée trop
fouvent expofe à ces inconvé-
niens-ci ; elle amollit les chairs ,
affoiblit les nerfs , rend l'efprit
lourd, caufe des hémorragies , des
fyncopes , qui font quelquefois
fuivies de la mort.

De liquid. ufu. Et les fuivans.

17. $=$ L'eau froide caufe des
convulfions , des tétanos , des mortifications , des rigueurs fébriles.

Mauvaife répétition du n°. 20 fuivant.

18. L'eau froide eft ennemie des

G 3

os , des dents , des nerfs , de la cervelle , de la moëlle épinière. L'eau chaude y eft très-favorable.

20. L'eau froide eft mordante pour les ulcères. Elle durcit la peau, produit des mortifications, empêche les parties dolentes de fuppurer , caufe des rigueurs fébriles , des convulfions , & des tétanos.

21. Il arrive quelquefois qu'en verfant beaucoup d'eau froide au milieu de l'été fur un jeune homme robufte pris d'un tétanos , & fans ulcère , on rappelle la chaleur : alors la chaleur fait ceffer le tétanos.

Dans les pays chauds ; le fait eft prouvé.

22. Lorſque l'eau chaude détermine la ſuppuration, c'eſt dans toutes les plaies un ſigne qui donne la
plus grande confiance. Elle amollit
la peau, la raréfie, calme la douleur, les rigueurs, modère les
ſpaſmes, relâche le tétanos, dif-
ſipe les peſanteurs de tête. Elle
eſt utile aux fractures des os, ſur-
tout à ceux qui ſont à nud ; &
particuliérement à ceux de la tête
où il y a une plaie ; à toutes les
parties que le froid mortifie, ou
qui ſont ulcérées ; aux dartres ron-
geantes, aux part'es génitales, à la
matrice, à la veſſie. Dans toutes ces
circonſtances l'eau chaude devient
utile, & détermine la guériſon ;

mais l'eau froide eſt contraire, &
mortifie.

Cet Aph., & les précédens, depuis le
no. 16, pris du traité ſur *l'uſage des li-
quides*, ſont ici rendus dans le ſens de
ce texte original. Foës le lit avec une
négation au commencement, comme
quelques manuſcrits : « quoique l'eau
» chaude ne détermine pas la ſuppu-
» ration dans toute plaie &c. » : d'autres
entendent l'aphoriſme *de la chaleur &
du froid ſimplement*, & ſuppriment la
négation avec pluſieurs bons manuſcrits & l'ancien traducteur oriental.
D'autres « liſent dans toute plaie non
récente ».

23. Dans les cas d'hémorragie
préſente ou imminente, verſez de
l'eau froide, non ſur l'endroit
même d'où le ſang ſort, ou doit

fortir, mais autour. Appliquez aussi l'eau froide ¹ fur la partie où le fang récemment extravafé menace d'une inflammation ; mais elle mortifieroit les parties enflammées depuis quelque tems. Appliquez encore l'eau froide fur l'éryfipèle non ulcérée ; car elle mortifieroit celle qui est ulcérée.

¹ Avec du fel.

24. Les fubftances froides, comme la neige, la glace, font contraires à la poitrine : elles caufent des toux, des hémorragies, & des affections catarrhales.

25. Les tumeurs avec douleur aux articulations & qui n'aboutiffent pas, les affections goutteufes

des pieds , les fpafmes diminuent;
fe calment à certain degré fi l'on
y verfe beaucoup d'eau froide : car
une médiore ftupeur fait ceffer la
douleur.

Cet avis ne feroit pas toujours utile.

26. L'eau qui s'échauffe promptement , & fe refroidit de même ,
eft la plus légère.

27. Si ceux qui ont foif la nuit,
mais non extrêmement , s'endorment , cela eft avantageux.

En ce que le fommeil calme la foif.
Voy. Epid. VI. S. 4, 21. L'aph. vulgaire eft : = Mais elle eft bonne à ceux
qui ont envie de boire pendant la nuit,
ayant très-foif, s'ils s'endorment par-
deffus.

28. On provoque le flux menſ-truel en expoſant la partie ſexuelle à une fumigation d'aromates, (*ou* à un bain de vapeur aromatique). Cette opération peut même être utile en nombre d'autres cas , ſi elle ne cauſe pas de peſanteur de tête.

29. = *Répétition littérale du* n°. 1. S. 4.

30. Une femme groſſe , attaquée d'une maladie aiguë, eſt en dan-ger de mort.

31. Les ſaignées *copieuſes* font avorter les femmes groſſes , ſur-tout ſi le fétus eſt avancé.

32. Une femme qui vomit le ſang à la ſuite du dérangement de

fes règles, cesse de le vomir, si les règles reparoissent.

33. Si une femme, dont les règles sont supprimées, rend du sang par le nez ou par l'anus, cela lui est avantageux.

34. Un flux de ventre considérable met une femme grosse en danger d'avorter.

35. L'éternuement qui survient à une femme dans le trouble d'accès hystériques, ou dans un enfantement douloureux, lui est utile.

36. Une femme dont les menstrues sont décolorées, ou irrégulières, à tous égards, a besoin d'être purgée.

37. Si le sein d'une femme grosse
s'affaisse

s'affaisse subitement, elle avorte.

J'ai vu la vérité de cette sentence.
Voyez cependant Aph. 54.

38. †. Si une femme est grosse
de deux enfans, & qu'une de ses
mamelles s'affaisse, elle avorte
d'un des jumeaux ; du mâle si c'est
la droite ; d'une femelle si c'est
la gauche.

39. Si une femme a du lait sans
avoir eu d'enfans, ses règles sont
supprimées.

40. Les femmes en couches dont
le lait ¹ se grumelle dans le sein
sont menacées de frénésie.

¹ Le texte dit *le sang*. Il s'agit du *poil*.
M. Lorry l'entend des lochies supprimées, & qui se transportent aux parties

H

supérieures. Mais le terme grec *syftro-*
phetai signifie *fe grumèle*, *fe coagule*, &
non pas *fe tranfporte.* De-là dans Hippoc.
fyftremma, *matière grumelée*, *coagulée.*

41. †. Pour favoir fi une femme
eft groffe, donnez-lui de l'eau mié-
lée au moment où elle va coucher,
& fans avoir foupé. Si elle éprouve
des coliques, elle eft groffe ; autrement, point.

42. † Si une femme eft groffe
d'un enfant mâle, elle a bonne couleur ; mais mauvaife fi elle porte
une femelle.

43. * Si une femme groffe a la
matrice attaquée d'une éréfipelle,
le cas eft mortel.

Cette fentence, répétée ailleurs, préfente une théorie peu éclairée.

44. Celles qui, après un avorte-ment, tombent dans une extrême maigreur, ne conçoivent plus que quand elles ont repris de l'em-bonpoint.

Tel eſt cet aphoriſme ſelon le traité de *nat. mulich.* & *de ſterilib.* Mais voici le vulgaire, & enſuite celui de quel-ques manuſcrits actuels.

N. Celles qui, étant très-minces, ſe trouvent groſſes, avortent avant qu'elles aient pris de l'épaiſſeur.

N. Celles qui, étant très-minces, avortent à deux ou trois mois, ne conçoivent plus avant d'être épaiſſies.

45. Celles qui, étant médiocre-

H 2

ment graffes, avortent fans caufe
manifefte, le deuxieme ou troifième mois, ont les orifices des
vaiffeaux utérins remplis de mu-
cus ; de forte que le fétus, ne
pouvant refter attaché à la matrice,
s'en fépare, *par fon poids*.

46. Les femmes trop graffes ne
conçoivent pas. La graiffe leur
obftrue l'orifice de l'utérus ; & elles
ne conçoivent que lorfqu'elles
font devenues plus minces.

47. Si l'utérus incliné vers l'aîne
vient à fuppuration, il fe forme
là néceffairement une colliquation
ulcéreufe.

48. †. Les fétus mâles font du

côté droit, & les femelles du côté gauche.

De même S. 7, 43.

49. * Pour expulfer l'arrière-faix, faites prendre un fternuta-toire, & fermer les yeux & la bouche.

Si cet avis eft d'Hippoc. il n'en demande pas moins de prudence.

50. Si vous voulez arrêter les règles trop abondantes, appliquez une grande ventoufe fur les feins.

51. Le tenefme, qui furvient à une femme groffe, la fait avorter.

Je place ici avec les manufcrits cet Aph. qui fe lit ordinairement S. 7, 27, où il eft déplacé.

H 3

52. Celles qui font groffes ont l'orifice de l'utérus fermé.

Il y a des exceptions ; car la fuper-fétation n'eft plus équivoque.

53. Si le lait coule abondam-ment des mamelles d'une femme groffe , le fétus eft [1] foible ; mais fi les feins font fermes , cela indi-que un fétus mieux portant.

[1] Il y a des exceptions.

54. Celles dont les feins dimi-nuent, font menacées d'avortement: mais fi les feins redeviennent fer-mes , ces femmes y éprouvent de la douleur , ou à la cuiffe , ou aux genoux , ou aux yeux ; & elles n'avortent pas.

55. Celles dont l'orifice de l'utérus est dur, ont nécessairement cet orifice fermé.

56. Les femmes grosses qui sont attaquées de quelque fièvre, & qui éprouvent une extrême ¹ chaleur, sans cause manifeste, accouchent difficilement & avec danger. Peut-être même n'évitent-elles pas une fausse-couche.

¹ Je suis les plus anciens textes. D'autres lisent « maigreur ».

57. Les convulsions, ou les syncopes qui surviennent au flux menstruel, sont un mauvais symptome.

58. Les règles trop abondantes causent des maladies; &, si les rè-

gles ne viennent pas, l'utérus eſt cauſe de différentes maladies.

59. L'inflammation de l'utérus, ou du rectum, ou la ſupuration des reins eſt ſuivie de ſtrangurie ; mais le hoquet ſurvient à l'inflammation du foie.

60. †. Si une femme ne conçoit pas, & que vous vouliez ſavoir ſi elle peut concevoir, couvrez-la de vètemens, & faites ſous elle une fumigation. S'il vous paroît que l'odeur monte par ſon corps, au nez & à la bouche, ſachez que ce n'eſt pas par elle-même qu'elle eſt ſtérile.

61. Si une femme groſſe a ſes règles, le fètus ne peut être robuſte.

62. Si les règles font fuppri-
mées, fans friffonnement & fans
fièvre, & qu'il furvienne un abattement, des fyncopes, des dégoûts
extraordinaires, des appétits bi-
farres, tenez cette femme pour
groffe.

63. Celles qui ont l'utérus froid
& épais ne conçoivent pas, ni
celles qui l'ont trop humide ; car
l'efprit prolifique de la femence
s'y éteint. Celles qui l'ont def-
féché & ardent ne conçoivent pas
non plus ; car la femence s'y dif-
fipe faute d'être alimentée. Celles
dont la matrice tient un jufte milieu entre ces deux extrêmes deviennent fécondes.

64. Il en eſt de même des hommes : car ou l'*extrême* raréfaction du corps laiſſe diſſiper l'eſprit prolifique, de ſorte que la ſemence n'en porte point dans l'orifice de l'utérus ; ou la *trop grande* denſité du corps ne laiſſe point tranſpirer l'humidité ſurabondante ; ou la froideur du tempérament ne permet pas à la ſemence d'entrer dans une aſſez grande effervefcence pour être lancée avec vigueur dans l'utérus ; ou la même choſe arrive par trop de chaleur.

65. Le lait eſt nuiſible dans les maux de tête, dans les fièvres, ſur-tout aiguës. Il eſt encore nuiſible à ceux qui ont les hypochon-

dres météorifés , agités par des borborigmes ; à ceux qui ont foif ; à ceux qui rendent des felles bilieufes ; à ceux qui ont eu de grandes hémorragies.

Il eft utile à ceux qui ont une difpofition à la phthifie , pourvu qu'ils aient à peine un fentiment de fièvre. Il peut être utile dans de petites fièvres de long cours , & à peine fenfibles, pourvu qu'on n'apperçoive aucun des fymptomes fufdits , ni aucun [1] de ceux qui indiquent une phthifie déterminée.

[1] Je fuis dans cet aphorifme les précieux reftes des plus anciens de mes manufcrits.

66. Ceux à qui il furvient des tumeurs après des bleffures, ne font prefque pas expofés à des mouve-mens convulfifs, ni à des délires; mais fi les tumeurs font à quelque partie poftérieure, & difparoiffent fubitement, il en réfulte des fpaf-mes & un tétanos. Si ces tumeurs étoient pardevant, leur difpari-tion caufe une manie, ou une douleur de côté aiguë, ou une fuppuration interne, ou une dy-fenterie, (qui, dans ces cas-là, eft ce qui peut arriver de mieux;)

Selon Celfe, qui avoit certainement lu cette vérité.

67. S'il ne paroît pas de tumeurs après

après de grandes bleffures & dangereufes, cela eft mauvais.

68. Les tumeurs molles ne font point dangereufes : celles qui font crues & n'aboutiffent pas, font mauvaifes.

69. Lorfqu'on fent de la douleur à l'occiput, une faignée faite à la veine verticale du front, devient utile.

70. * Les rigueurs commencent chez les femmes aux lombes furtout, s'étendent par le dos jufqu'à la tête ; mais dans les hommes à la partie antérieure ou poftérieure du corps [1].

Les éditions vulgaires ajoutent [1] » comme aux coudes, aux cuiffes :

I

» mais leur peau eſt raréfiée ; c'eſt
» ce que démontre le poil ». Mais il
faut pour lors reprendre le paſſage
entier au L. 6 , Epid. S. 3 , & lire : « les
» friſſons nous faiſiſſent plutôt à l'ex-
» térieur qu'à l'intérieur du corps,
» comme aux coudes , aux cuiſſes.
» D'ailleurs , la peau eſt plus raréfiée ;
» c'eſt ce que démontre le poil ». Mais
ce verbiage eſt celui d'un franc ignorant.

71. Ceux qui ont une fièvre
quarte ne font preſque pas attaqués de ¹ convulſion ; mais s'ils
en étoient attaqués auparavant, la
convulſion ceſſe pendant le cours
de la fièvre.

¹ L'épilepſie , comme il faut l'entendre.

72. Ceux qui ont la peau ten-

due, sèche & dure, finissent sans sueur : ceux qui ont la peau lâche & raréfiée, finissent avec des sueurs.

73. Les ißériques éprouvent à peine quelque difficulté [1] de respirer.

[1] Les versions ordinaires rendent : « ne sont pas beaucoup tourmentés » de flatuosité ». Galien, sentant le faux de ce sens, vouloit en retrancher la négation. Mais il devoit prendre le mot *pneumatodées*, comme on l'entendoit dans le dialecte d'Hippocrate ; & il auroit su la vérité.

SECTION VI.

1. LES rots [1] acides qui surviennent dans les flux lientériques de longs cours, font de bon augure, si le malade n'en rendoit pas auparavant.

[1] En lifant *oxyreugmie*, & non pas *oxyregmie* qui fignifie vomiffement acide : ce qui eft cependant le faux texte de tous les imprimés grecs.

2. Ceux dont le nez eft très-humide, & la femence trop délayée, jouiffent d'une foible fanté. Dans les deux cas contraires, la fanté eft plus robufte.

3. L'averſion du manger eſt un mauvais ſigne dans les dyſenteries de long cours ; mais elle eſt encore de plus mauvais augure s'il y a de la fièvre.

4. Les ulcères abreuvés d'une ſanie âcre, ſont de mauvais caractère.

5. C'eſt par le ſiège des douleurs, ſoit aux côtés, ſoit à la poitrine, ſoit à un membre quelconque, qu'il faut ſavoir diſcerner ſi elles ſont très-graves.

6. Les maux des reins & de la veſſie guériſſent très-difficilement dans les vieillards.

7. Les tumeurs avec des douleurs aux différentes régions du

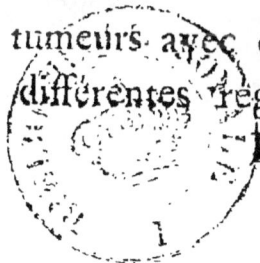

I 3

ventre font plus fupportables fi elles font plus [1] élevées : fi elles ne le font pas, elles font plus fenfibles.

[1] Les uns entendent *élevées* du local comme Honaïn qui traduit « *dans* un » lieu plus haut ». On cite auffi un prétendu parallèle de Celfe, L. 2, c. 8, p. 69. L. 25, où il s'agit du local ; mais cet endroit de Celfe n'a point de rapport avec l'aphorifme. Il feroit même contradictoire. L'endroit qu'on a cité des coaques mérite attention, n°. 623 ; mais le cas eft tout différent. Il s'agit dans l'aphorifme de tumeurs dans les tégumens, & non internes. Quant au mot *tumeur*, il eft dans dix de mes manufcrits & dans deux arabes, deux interprètes grecs.

8. Les ulcères qui furviennent

aux hydropiques, ne guériffent pas facilement.

9. Les puftules larges ne cauſent point de grandes démangeaiſons.

10. Dans les grands maux de tête, s'il coule du pus, ou de la pituite, ou du ſang par les narines, ou par la bouche, ou par les oreilles, cela fait ceſſer le mal.

Conférez les Memoir. Académ. de Stockholm. 1784, p. 314, *Edit. Suédoiſe* : le fait eft bien important.

11. S'il furvient des hémorroïdes aux mélancoliques, ou à ceux qui font fujets aux maux ¹ néphrétiques, c'eſt un avantage.

¹ On rapporte ici mal-à-propos le

livre des crifes pour lire « aux Phré-
nétiques » , comme Aph. 21 plus bas.

12. Si , en guériffant des hémorroïdes chroniques , on n'en con-
ferve pas une , l'hydropifie ou la
phthifie peuvent en être la fuite.

13. S'il furvient un éternuement
réitéré à celui qui eft pris d'un
hoquet , cela le fait ceffer.

14. Si l'eau d'un ¹ hydropique
eft reportée par les vaiffeaux fan-
guins dans les inteftins , ou dans
les reins & dans la veffie , le mal
ceffe.

¹ Leucophlematique. *Voy.* S. 7, 29.

15. Dans les longues diarrhées ,
s'il furvient un vomiffement fpon-
tané , le mal ceffe.

16. La diarrhée qui furvient à la pleuréfie, ou à la péripneumonie, eft dangereufe.

17. Être pris d'une diarrhée pendant une ophthalmie, cela eft avantageux.

18. Celui dont on a percé ou la veffie, ou le cerveau, ou le cœur, ou le diaphragme [1], ou un des inteftins grêles, ou l'eftomac, ou le foie, eft dans un cas mortel.

[1] Les Arabes, & leurs traducteurs, ont lu les *reins* & non le *diaphragme*.

19. = Si l'on coupe un os, un cartilage, un nerf (ou bien un *tendon*), la partie mince [1] de la joue, le prépuce, ces parties ne

recroiſſent pas & ne forment pas de réunion.

¹ On a voulu lire ici *ouatos* c. a. d. *le petit lobe de l'oreille* ; mais Ariſtote, qui a lu ſimplement *la joue*, confirme les textes. Il ajoute cependant *la paupière* ; ce qui n'eſt plus dans nos textes ni grecs, ni arabes. *Voy.* Hiſt. Anim. L. 1, C. 13, & Aph. S. 7, 28. J'obſerverai que pluſieurs expériences modernes faites en Italie, ont prouvé que les nerfs & les tendons étoient ſuſcep‑ tibles de former une réunion ſolide après avoir été coupés & ſéparés. Les progrès de la chirurgie ont marqué les exceptions à faire à cet aphoriſme & au précédent.

20. S'il s'extravaſe du ſang dans quelque cavité , & qu'il y ſé‑

journe, il faut qu'il s'y putréfie & se change en pus.

21. Les varices ou les hémor-roïdes qui surviennent aux mania-ques, font cesser la manie.

22. Les douleurs déchirantes, qui passent du dos aux coudes, cessent par la saignée.

23. La crainte, un état morose avec des insomnies qui durent long-tems, tiennent de la mélan-colie.

24. ⚊ Si l'on perce l'un des in-testins grêles, la plaie ne se réu-nit pas.

Voy. Aph. 18, ci-dessus, dont il fait partie.

25. Il n'est pas bon que l'érési-

pelle répandue au dehors se porte au dedans ; mais si le mal passe du dedans au dehors, cela est avantageux.

26. Ceux à qui il survient des tremblemens dans les fièvres ardentes, en sont délivrés par le délire qui leur survient.

27. Dans les cas de suppuration interne, & d'hydropisie, si l'on emploie le feu, ou un instrument tranchant, & qu'on laisse évacuer beaucoup d'eau ou de pus tout-à-coup, la mort peut souvent en être la suite.

28. * Les eunuques n'ont pas la goutte, & ne deviennent pas chauves.

29.

29. Une femme , *en général* , n'a point la goutte , à moins que ses règles n'aient cessé.

30. Un jeune homme , *en général*, n'a point la goutte avant les premières jouissances.

31. ═ On fait cesser les douleurs des yeux , ou par des [1] fomentations de vin pur , ou par des bains , ou par des [2] vapeurs aqueuses , ou par la saignée , ou par des purgatifs.

[1] Le mot grec a un double sens. Il peut signifier aussi *la boisson de vin pur* ; mais dans ce cas-ci Hippocrate se sert plutôt de *thorexis* , comme aphorisme 36 , ci-dessous. *Voy.* Aph. 46 , S. 7.

[2] Le mot grec signifie aussi *sueurs*

K

dans une étuve; c'eft le fens que j'ai pris dans ma verfion latine.

32. * Les bègues font fur-tout pris de longues diarrhées.

33. Ceux qui rendent des rots acides font peu fujets à la pleuréfie.

34. Ceux qui ont de groffes varices deviennent moins chauves ; & s'il furvient des varices aux chauves, les cheveux leur reviennent.

C'eft ainfi qu'Ariftote avoit lu cet aphorifme, au moins pour le fens. D'autres lifent : « ceux qui font chau-
» ves ne font pas fujets aux groffes
» varices ; & s'il , &c.

35. = La toux qui furvient aux

hydropiques eſt de mauvais augure.

Voy. Aph. S. 7 , 47.

36. ⸗ La ſtrangurie & la dyſurie
cèdent quelquefois à la boiſſon de
vin pur , ou à la ſaignée. Ouvrez
les veines internes.

Cet aphoriſme eſt celui de la ſection
VII, n°. 48 , dont l'aphoriſme de celle-
ci n'eſt qu'une partie. « La ſaignée
» fait ceſſer la dyſurie ; ouvrez les
» internes ».

37. ⸗ S'il ſurvient une tumeur
& de la rougeur au dehors du cou
de celui qui eſt pris d'une eſqui-
nancie , cela eſt de bon augure.

Voy. Aph. S. 7 , 49 ; & ſur-tout
Prænot. 132 – 136.

K 2

38. Il vaut mieux ne pas traiter ceux qui ont des cancers occultes ; car en les traitant on les fait plutôt périr ; mais fi on ne les traite pas, ils vivent plus long-tems.

39. Il peut furvenir des convulfions ou par trop de plénitude, ou par trop de réplétion. Il en eft de même du hoquet.

40. Ceux qui ont de la douleur vers les hypocondres, & fans inflammation, en font délivrés s'il leur furvient une fièvre.

41. S'il y a dans le corps du pus qui ne fe décèle par aucun figne, cela vient de l'épaiffeur ou du pus, ou de la partie purulente.

42. ⚌ Si le foie devient dur

dans les iſtériques, cela eſt mauvais.

Voy. S. 4, 64.

43. Si ceux qui ont la rate affectée ſont pris d'une dyſenterie,
qui ſoit de longs cours, il leur
ſurvient une hydropiſie, ou une
lienterie, & ils périſſent.

44. Ceux à qui il ſurvient un
volvulus à la ſuite d'une ſtrangurie, périſſent en ſept jours,
à moins qu'il ne ſe déclare une
fièvre, & qu'ils ne rendent beaucoup [1] d'urine.

[1] Un Arabe traduit *de ſang*. En marge
du manuſcrit il y a *d'urine ; &* d'une
autre main.

45. Si les ulcères durent un an, & plus, l'os qui eſt deſſous ſe carie néceſſairement, & les cicatrices des plaies ſont profondes *après la guériſon.*

46. Ceux que l'aſthme ou la toux rend boſſus avant la puberté, périſſent en général.

Les rachitiques ; mais il y a ici erreur d'effet pour la cauſe.

47. ☰ Saignez, ou purgez au printems ceux à qui la ſaignée, ou la purgation eſt utile.

Voy. S. 7, 53.

48. La [1] dyſenterie eſt utile à ceux qui ont la rate affectée.

[1] Ou mieux *la diarrhée.* Cas différent de l'Aph. 43 ci-devant.

49. Les attaques inflammatoires de goutte aux pieds se calment par détumefcence, & fe diffipent en quarante jours.

50. Ceux dont un coup violent a entamé le cerveau, ou l'a comprimé, font, la plupart, pris d'une fièvre, & même d'un vomiffement bilieux.

51. Ceux qui, fe portant bien, font fubitement pris de grandes douleurs de tête avec perte de la voix & ronflement, périffent en fept jours, fi la fièvre ne furvient pas.

52. Obfervez l'état des yeux pendant le fommeil ; car fi l'on apperçoit du blanc, les paupières

étant seulement rapprochées , &
que le malade n'ait ni diarrhée ,
ni pris un purgatif, c'est un mauvais signe , & même mortel ;
à moins que le malade ne dorme
ainsi ordinairement.

53. Les délires accompagnés de
rire ne sont pas de trop mauvais
augure ; mais ceux qui sont sérieux
sont plus dangereux.

54. Dans les maladies aiguës ,
avec fièvre, la respiration plaintive
& gémissante est de mauvais augure.

55. ═ Les accès de manie &
de goutte se font sentir sur-tout au
printems & en automne.

Voy. S. 3. Aph. 20, 22.

56. Les tranfports d'humeurs font dangereux dans les maladies atrabilieufes, en ce qu'ils peuvent préfager l'apoplexie, des convulfions, la manie, ou l'aveuglement.

57. L'apoplexie a lieu fur-tout entre quarante & foixante ans.

58. Si l'épiploon fort de l'abdomen, il ne tarde pas à fe putréfier.

59. Lorfqu'à la fuite de longues douleurs fciatiques le fémur fort de fa cavité & y rentre alternativement, il fe fait un amas de mucofités dans cette cavité cotyloïde.

60. Lorfque le fémur refte longtems hors de fa cavité, à la fuite

d'une longue douleur sciatique, la jambe se dessèche, & les sujets deviennent boiteux, à moins qu'on n'y applique le feu.

SECTION VII.

1. LE refroidiſſement des extrémités, eſt de très-mauvais augure,
dans les maladies aiguës.

2. Si la chair devient livide ſur
un os malade, cela eſt mauvais.

3. Le hoquet & les yeux en-
flammés après le vomiſſement,
ſont de mauvais augure.

Cet aphoriſme manque dans mon
meilleur manuſcrit.

4. L'horripilation après la ſueur
n'eſt pas bonne.

5. La dyſenterie, ou l'hydropiſie, ou l'extaſe ſont, *quelque-*

fois [1] , utiles en furvenant à la manie.

L'interprète arabe (de Natan) avoit lu tout le contraire dans fon texte ; mais la marge confirme notre leçon. Un autre manufcrit du même ne la rappelle pas.

6. Si dans le cours d'une longue maladie il furvient perte d'appétit, des vomiſſemens fans mélange, des felles bilieufes, cela eft de mauvais augure.

Je fuis mes quatre plus anciens manufcrits grecs. Quant au mot que je rends par *felles bilieufes*, un de ces exemplaires l'explique en marge par *urines bilieufes*.

7. La rigueur & le délire font de

de mauvais augure lorfqu'on a beaucoup bu de vin.

Conférez fect. 5 , 5.

8. Si un abcès s'ouvre intérieurement, il furvient un abattement, un vomiffement, & une fyncope.

9. = Le délire, ou la convulfion qui furvient à une hémorragie eft de mauvais augure.

Voy. S. 5 , 3.

10. Le vomiffement, ou le hoquet, le délire , ou les convulfions qui furviennent au volvulus font de mauvais augure.

11. 12. A la pleuréfie furvient la péripneumonie ; à la péripneumonie la frénéfie.

Quelques manufcrits ajoutent *cela eft*

L

mauvais. Le plus grand nombre l'omet. D'autres lisent ainsi différemment.

N. A la pleuréfie furvient la frénéfie ; à la pleuréfie la péripneumonie.

Ce qui eft pareillement vrai, même affez fouvent. Quatre bons manufcrits omettent *à la péripneumonie, la frénéfie.* Les éditions vulgaires préfentent ainfi ces deux aphorifmes.

N. La péripneumonie qui furvient à la pleuréfie (*eft de mauvais augure.*)

N. La frénéfie qui furvient à la péripneumonie (*eft de mauvais augure.*)

Mais il s'agit dans tous ces aphorifmes-ci de la fucceffion d'une maladie à une autre, & non du danger plus ou moins grand. Voilà pourquoi la plupart des meilleurs anciens textes omettent le mot *kakon*, mauvais.

13. Les convulsions ou le tétanos furvenant à une extrême chaleur du corps (*font de mauvais augure*).

Ceci arrive fur-tout dans les pays chauds. Mais les Syriens que les Arabes ont fuivis, lifoient ici *à de grandes bleffures*, au lieu d'*extrême chaleur*. Galien avoit aufli vu cette leçon : ce qui feroit analogue à l'Aph. fuivant, & à d'autres.

14. La ftupeur ou le délire après un violent coup à la tête (*eft un mauvais figne*).

Conférez 58 ci-après.

L 2

15. 16. Après le crachement de sang, le crachement de pus. Après le crachement de pus, la phthisie, & la diarrhée : dès que les crachats sont arrêtés, les sujets meurent.

17 = Le hoquet survient à l'inflammation du foie.

Quelques manuscrits omettent ici cette sentence. *Voy.* S. 5 , 58.

18. Aux longues insomnies peuvent survenir les convulsions, le délire.

Voy. Prorrhet. 136, *Coac.* 20 , 87 , 110, 111 , 175 , 563. Huit bons manuscrits ajoutent avec l'arabe de Constantin,

N. Le tremblement qui survient à la léthargie est un mauvais signe.

19. A la dénudation de l'os furvient l'éréfipelle.

20. A l'éréfipelle la putréfaction,
ou la fuppuration.

21. Si les artères batrent fort
dans les plaies, il furvient une
hémorragie.

22. Une douleur qui fe fait fen-
tir long-tems, dans quelque partie
du bas-ventre, eft fuivie de fuppuration.

23. Après des felles purement
bilieufes, il furvient une dyfenterie.

24. Le délire ou la ftupeur furvient à une plaie de tête, qui pé-
nètre dans le crâne.

Voy. 14 ci-deffus

L 3

25. = Les convulsions après un purgatif sont mortelles.

Voy. 41 ci-dessous, & S. 5, 1, dont c'est une répétition.

26. Le refroidissement des extrémités est mauvais à la suite de fortes douleurs du bas-ventre.

27. *Voy.* S. 5, n. 51, où je l'ai placé avec les manuscrits.

28. = Tout os, cartilage, nerf ou tendon qui a été [1] coupé dans le corps ne reçroît pas, & ne se réunit pas.

[1] *Voy.* S. 6, 19. Ce seroit *retranché* selon le mot *apocope.* Un seul manuscrit, & bon, porte *diacope*, comme S. 6, 19, ce qui signifie *entamé* ou *coupé*

en travers. Quant au mot *neuron* qui
fignifie *nerf* & *tendon*, il me manque
ici dans le texte de deux excellens
manufcrits, où il a été ajouté d'une
main bien plus récente.

29. = La forte diarrhée qui furvient à la leucophlegmatie guérit
la maladie.

Vcy. S. 6, 14.

30. † Ceux qui rendent des felles
fpumeufes dans les diarrhées *ne*
les rendent-telles que par la pituite
qui leur defcend de la tête.

31. Le dépôt qui, dans les urines
des fébricitans, eft femblable à de
la groffe farine, préfage une longue
maladie.

32. Le dépot bilieux des urines, & très-délié à la ¹ partie supérieure, indique une maladie aiguë.

¹ Galien rend le mot *Anothen* par *dès l'abord* ou *au commencement.* Les endroits parallèles m'ont empêché d'être de ce sentiment. D'ailleurs *Anothen*, par le haut, opposé à *Katothen* par le bas, Aph. 61, prouve l'erreur de Galien.

33. Si les urines contiennent des matières éparses, il y a un grand trouble dans le corps.

34. * Les urines, à la superficie desquelles il se forme des bulles, indiquent une affection des reins, & que la maladie sera longue.

35. * Les urines, à la partie

SECTION VII. 129

supérieure desquelles on voit beaucoup de matières grasses, indiquent une maladie aiguë des reins.

36. Dans les cas d'affections des reins, si les signes susdits se présentent avec des douleurs aiguës vers les muscles de la colonne épinière, & que la douleur soit externe, il faut s'attendre à un abcès externe; si les douleurs sont plutôt intérieures, l'abcès sera plutôt interne.

37. Si l'on vomit du sang, & qu'il n'y ait pas de fièvre, c'est un bien; s'il y en a, cela est très-mauvais. * Les rafraîchissans & les astringens sont alors nécessaires.

38. Les catarres, qui tombent fur la poitrine, viennent à fuppuration en vingt jours.

39. = Le même que S. 4, 80.

40. Si la langue devient fubitement immobile, ou qu'une partie du corps foit paralyfée tout-à-coup, cela vient de l'atrabile.

41. = Si un vieillard eft pris d'un hoquet après une trop forte purgation, cela eft mauvais.

Voy. 25 ci-devant.

42. S'il y a de la fièvre, & qu'elle ne vienne pas de la bile, jettez beaucoup d'eau chaude fur la tête, & la fièvre ceffera.

43. † Les femelles ne naiffent

pas dans la partie droite de l'utérus.

Voy. S. 5 , 48.

44. Dans les cas de fuppuration,
fi l'on applique le feu , ou un inf-
trument tranchant, & que le pus
forte blanc & pur , il y a de la
guérifon. Si le pus eft bourbeux
& fétide , le malade meurt.

. 45. Si on emploie le feu ou le
fer dans le cas de fuppuration au
foie , & que le pus qui découle
foit pur & blanc , les malades guériffent ; car ce pus étoit alors dans
un fac : mais s'il eft fanguinolent ,
ou comme de la lie d'huile , ils
périffent.

46. ═ Dans les cas de douleurs

aux yéux, fomentez-les [1] avec du vin pur, & lavez-les enfuite avec beaucoup d'eau chaude, & faignez.

[1] Le mot grec *potifas* pouvant figni-fiér *abreuvant*, on a rendu cet endroit par *faites boire du vin pur*. En outre le mot *loufas*, *lavant*, pouvant fe dire du bain, comme en plufieurs endroits d'Hippocrate, on peut auffi traduire *faites prendre beaucoup de bains*, au lieu de *lavez avec beaucoup d'eau chaude*. *Voy*. S. 6, 31.

47. = Si un hydropique eft pris de toux, le cas eft défefpéré.

Voy. S. 6, 35.

48. = Le vin pur en boiffon, & la faignée font ceffer la ftran-gurie

SECTION VII.

gurie & la dyfurie. Ouvrez les veines internes.

Voy. S. 6, 36.

49. = S'il furvient tumeur & rougeur à la poitrine de celui qui eft pris d'une efquinancie, cela eft bon ; car *alors* la maladie fe porte au dehors.

S. 6, 37.

50. Ceux dont le cerveau eft [1] fphacelé, périffent en fept jours. S'ils paffent ce terme, ils guériffent.

[1] Par *fphacelé* entendez ici un engorgement muqueux du cerveau. M. Lorry a bien fenti, dans fa dernière

M

édition, le fens que j'avois donné à ce mot dans les notes de mon édition grecque. *Voy.* S. 3 , 13.

N. Parmi quelques fentences impor- tantes, on verra dans ce qui fuit, bien des inepties indignes d'Hippocrate.

51. † L'éternuement fe fait de la tête, le cerveau étant échauffé, ou le vuide qui eft dans la tête étant très-humide. L'air qui y étoit renfermé eft chaffé au dehors ; & il réfonne à caufe de l'étroit paf- fage qu'il trouve.

52. Ceux qui ¹ fentent de la douleur autour du foie, en font délivrés par une fièvre.

¹ *Voy.* S. 6 , 40.

53. = Saignez au printems ceux
à qui la faignée devient utile.

S. 6, 47.

54. = Ceux qui ont entre le
diaphragme & le ventricule un
amas de pituite renfermée, & fans
iffue ni dans l'un ni dans l'autre
ventre, guériffent, fi ces féroſités
font chariées par les vaiffeaux fan-
guins dans la veffie.

S. 6, 14.

55. * Ceux dont le foie rempli
d'eau fe décharge dans l'épiploon,
ont enfin le ventre rempli d'eau
& ils meurent.

56. Du vin bu avec égale quan-

tité d'eau fait ceffer l'anxiété, les bâillemens, & l'horripilation.

57. Le même que S. 4, 82.

58. Ceux dont le cerveau a été fortement ébranlé par une caufe quelconque, perdent auffi-tôt la voix.

Voy. Aph. 14, ci-devant.

59. Laiffez avoir faim les fujets dont les chairs font très-humides ; car la faim deffèche le corps.

60. Le même à la lettre que S. 4, 40.

61. = Une fueur abondante, chaude ou froide qui coule fans ceffe, marque une abondance d'humidité. * Il faut donc la dé-

tourner, ou l'éconduire par le haut dans un sujet fort ; & par le bas dans un sujet foible.

Voy. S. 4 , 56.

62. Le même à la lettre que S. 4 , 43.

63. Le même que S. 4 , 44.

64. Le même que S. 4 , 45.

65. = Si l'on donne des alimens à un fébricitant, fain d'ailleurs, cela le foutient ; s'il eft affoibli par la maladie, on augmente fon mal.

C'eft le feul fens que préfente ce texte qui n'eft qu'une mauvaife répétition de S. 2 , 10 , réïtérée ci-deffous Aph. 67.

M 3

66. = Il faut confidérer les ex‑crétions de la veffie, & voir. fi elles fortent telles que dans les fujets fains. Moins elles font fem‑blables à celles des gens fains, plus elles font malades. Si elles font femblables à celles des gens fains, elles ne font point du tout malades.

Répétition de S. 4, 47.

67. † Quant à ceux dont les déjections, que vous aurez laiffé bien repofer, forment un dépôt comme des ratiffures, qui, étant en petite quantité, indiquent une petite maladie, ou une grande fi elles font en grande quantité, il

convient de leur purger le ventre
par le bas. Mais fi vous leur donnez des potions nutritives avant
de l'avoir rendu pur, vous caufe-
rez plutôt du mal à celui à qui
vous en donnerez.

68. * Toutes les déjections
crues, par le bas, font un effet de
l'atrabile. Plus ces felles font co-
pieufes, plus la maladie eft grande ;
moins elles le font, moins la maladie eft confidérable.

Pris du Traité des Crifes, nº. 49.

69. Le même que S. 4. 47.

70. Le même que S. 2, 9, avec
cette addition.

N. Si l'on veut le rendre bien
coulant par le haut, il faut procu-

rer de l'aftriction au ventre : fi on le veut rendre bien coulant par le bas , il faut détremper.

Cette addition ne peut s'entendre qu'en lifant ce qui eft dit *Diæt. l. 2* , p. 362 , *édit. 1621.* Foës ; c. à d. que fi l'on veut, felon l'intention de ce livre , refferrer le ventre, il faut rendre fluide l'eftomac par un vomitif ; fi on veut rendre le bas-ventre fluide , il faut bien le détremper. *Voy.* Zimmerm. dyffent.

71. Le même que S. 2 , 3.

72. Le même que S. 4 , 48.

73. Le même que S. 4 , 49.

74. A la leucophlegmatie fur-vient l'hydropifie.

75. A la diarrhée furvient la dyfenterie.

76. A la dyſenterie ſurvient la lienterie.

Voy. S. 6 , 43.

77. Au ſphacèle des chairs ſur-vient la carie de l'os.

78. = Au vomiſſement de ſang ſurvient la phthiſie & l'expectoration du pus.

Voy. S. 7 , 16.

Hors de nombre. A la phthiſie ſur-vient la chûte des cheveux ; à cette chûte de cheveux ſurvient une diarrhée ; à la diarrhée la ſup-preſſion de l'expectoration puru-lente ; & à cette ſuppreſſion la mort. *V.* S. 5 , 12 , 14.

On lit encore ici *hors de nombre* dans le texte vulgaire les Aphoriſmes 15 & 16 de la S. 7, en un ſeul.

79. = Quel eft le caractère des excrétions, foit par la veffie, foit par le ventre, foit par les chairs & par toutes les voies par lefquelles le corps peut s'écarter de la nature ; car s'il y a peu de mauvais fymptomes, la maladie eft peu confidérable ; s'il y en a beaucoup, elle eft grande : & s'il y en a un grand nombre de très-mauvais, elle eft mortelle.

Répétition de plufieurs autres, déjà répétées précédemment.

SECTION VIII,

Inconnue aux anciens Interprètes Grecs, Syriens, Arabes & Hébreux : ainsi je la traduis pour ce qu'elle vaut.

1. CEUX qui deviennent frénétiques après quarante ans, guérissent très-rarement.

= Car il y a moins de danger pour ceux dont la maladie est analogue à leur constitution, à leur âge.

Voy. S. 2, 34.

2. Ceux qui, dans les maladies, pleurent volontairement (pour

caufe légitime), n'en éprouvent
aucun mal. Ceux qui pleurent fans
caufe font en danger.

Mauvaife addition , ou plutôt mauvaife répétition de l'Aph. 52, S. 4.

3. L'hémorragie du nez dans les
fièvres quartes, eft un mauvais
fymptome.

4. Les fueurs qui furviennent les
jours critiques font dangereufes fi
elles font très-fortes & promptes. Il
en eft de même de celles qui paroiffent au front comme des gouttes
d'eau ou comme la tranfudation
d'eaux de fource, & très-froides &
abondantes ; car ces fueurs paroiffent néceffairement avec violence ,

un

Section VIII.

excès de souffrances, & une expression de longue durée.

5. Le cours de ventre qui survient copieusement à une longue maladie, est de mauvais augure.

6. *Les maux* que les médicamens ne guérissent pas, le fer les guérit : ceux que le fer ne guérit pas, le feu les guérit ; ceux que le feu ne guérit pas, il faut les regarder comme incurables.

Conférez *de Arte.*

7. Les phthisies se manifestent sur-tout depuis dix-huit ans jusqu'à trente-cinq.

8. Dans les individus qui tendent naturellement à la phthisie, la maladie est dans les uns plus forte, & pour les autres mortelle.

N

En outre, si un sujet essuie une
maladie à laquelle la saison soit
contraire, comme une fièvre ardente en été, une hydropisie en
hiver, *le danger est plus grand*; car
la nature l'emporte de beaucoup;
mais il y a plus à craindre pour les
maux de rate.

9. La langue noire & sanguino-
lente n'est pas un mal, s'il n'y a
aucun de ces mauvais symp-
tomes; car cela indique une moindre maladie.

Pour entendre ceci, *Voy.* Coac. 229,
233.

10. Or, il faut considérer ces
choses dans les maladies aiguës,

lorfqu'un malade doit mourir ou réchapper.

Voyez Prænot. 2, 15.

11. Si le tefticule droit eft froid & convulfé, le cas eft mortel.

Voyez Prænot. 52, Coac. 494.

12. Les ongles noirs, & les doigts, des mains ou des pieds, froids, retirés, indiquent que la mort n'eft pas loin.

Voyez Prænot. 50, 51, 102.

13. Les lèvres livides, ou flottantes, ou renverfées & froides font un figne mortel.

Voyez Prænot. 7.

14. Les oreilles froides, tranf-

pare ⌀ tes , contractées, font un figne mortel.

Voyez Prænot. 2.

15. Celui qui a la vue affectée de tournoiemens avec obfcurité , qui fe détourne de la lumière, & qui eft toujours dans un affoupiffement , & une chaleur brûlante, eft dans un cas défefpéré.

Voyez Prænot. 4, Coac. 218.

16. Celui qui eft dans un tranfport furieux, fans crainte , & qui ne reconnoît perfonne , n'entend point, ne comprend rien, eft près de mourir.

17. Ces fignes font plus manifeftes dans ceux qui vont mourir.

Leur ventre se météorise & se
gonfle.

18. Or, le terme de la vie arrive
lorsque la chaleur vitale remonte
au-dessus de l'ombilic à la partie
supérieure du diaphragme, & que
toute humidité a été comme desséchée par le feu. Après que le poumon & le cœur ont perdu leur
humidité, la chaleur se rassemblant dans les lieux mortels, ce
souffle de chaleur rassemblé s'exhale dans le tout immense, d'où sa
totalité individuelle avoit été tirée. Alors l'ame abandonnant le
corps qui l'enveloppe, partie par
les chairs, partie par les soupiraux qui sont à la tête, & par

N 3

lefquels nous difons que l'on vit,
reftitue à la nature le froid, le fi-
mulacre mortel, avec la bile, le
fang, le phlegme & la chair.

ADDITIONS

AUX PETITES NOTES CRITIQUES.

SECT. I, Aph. 1, « qu'il faſſe
» concourir, &c. ». Je ſuis le ſens
qu'a pris Damaſcius, en dévelop-
pant toutes les circonſtances qui
doivent être réglées par la prudence du Médecin. Ce célèbre
Médecin philoſophe entendoit,
ſans doute, mieux Hippocrate que
tous les Interprètes qui l'ont ſuivi.
Si le paſſage de Damaſcius n'eût pas
été trop long, je l'euſſe traduit
entier ici, pour montrer combien
l'on a mal entendu la fin de cet
Aphoriſme. Au reſte, ſon mſſ. eſt

à la Bibliotheque du Roi , Cod. 2150 , 4°. J'ai copié ce paſſage en totalité.

SECT. II , Aph. 36 , 37 , je n'ai fait qu'un Aphoriſme des deux : on voit , dans les textes vulgaires , que le 37ᵉ eſt une apoſtille marginale introduite dans le texte. Je l'ai cependant fait entrer dans ma verſion.

Ibid. Aph. 24. J'ai placé ici cet 'Aphoriſme , avec un mſſ. Il eſt au nombre 20 dans les textes vulgaires , & déplacé.

SECT. III , Aph. 3. Cette ſentence tronquée dans tous les textes , reparoît ici dans ſon entier , d'après le *Traité des Humeurs*, n°. 69,

d'où elle eft tirée, ainfi que l'*Aph.* 4 :
je lis ici *climat* au lieu de *faifon*,
avec le même livre.

SECT. IV, Aph. 51. Les Interprètes ont tous fait de vains efforts
pour trouver un fens dans le texte
vulgaire. Gorter avoue fon infuf-
fifance ; Rieger ne dit rien de bon ;
M. Coray de Smyrne a cru l'expli-
quer à la faveur d'une diftinction
affez fenfée, dans l'excellente thèfe
qu'il vient de publier à Montpel-
lier fur les fièvres ; mais fon texte
n'en eft pas moins altéré : j'ai d'ailleurs prouvé mon texte par plufieurs parallèles , dans mes notes
latines [1].

[1] Voici le texte vulgaire.

Dans les fièvres, les abcès qui ne font pas réfous aux premières crifes, indiquent la longueur de la maladie.

Ibid. Aph. 52. Cet Aphorifme reftreint aux feules maladies aiguës par Hippocrate dans les épidémies, L. 1, a été tout confondu par un ignorant, qui n'a pas fenti les termes de l'auteur. *V.* mes notes latines.

Ibid. Aph. 61. Cet Aphorifme étoit une pure ineptie. M. Lorry a bien fenti l'importance de ma correction.

Ibid. Aph. 69. « *Groffiéreté.* C'eft ainfi que lifoit avec raifon Damafcius, comme on le voit par fon

Commentaire Grec manufcrit. Les copiftes changeant *Pakheon* en *Takheon*, ont confondu tout le fens. D'autres textes appuient la leçon de Damafcius.

SECT. VIII, Aph. 3. « *fièvres* » *quartes* ». C'eft le fens de tous les Interprètes. Mais les termes grecs font fufceptibles d'un autre fens, & même le feul vrai « dans les fièvres, au quatrième jour », comme s'énonce Hippocrate, S. 4, Aph. 74 & ailleurs. Cependant, fi cette fentence eft vraie en plufieurs cas, elle n'eft pas moins fauffe dans d'autres : ce qu'il feroit facile de prouver par des paffages affez nombreux.

J'aurois, fans doute, nombre de détails femblables à joindre ici fur les différens fens que j'ai adoptés d'après les manufcrits ; mais j'en ai déjà dit plus que je n'avois d'abord eu intention.

L'importance de la matière exigeoit que j'y apportaffe la plus fcrupuleufe attention : je l'ai fait ; & je crois avoir rempli mes vues & celles des Médecins éclairés, à qui, heureufement, la lecture d'Hippocrate plaît encore.

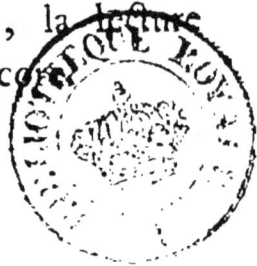

APPROBATION.

J'ai lu, par ordre de Monseigneur le Garde des Sceaux, *une traduction des Ouvrages d'Hippocrate, faite en François par* M. LEFEBVRE DE VILLEBRUNE; je n'y ai rien trouvé qui puisse en empêcher l'impression. A Paris, ce 8 Avril 1786.

MISSA.

PRIVILEGE DU ROI.

LOUIS, PAR LA GRACE DE DIEU, ROI DE FRANCE ET DE NAVARRE: A nos amés & féaux Conseillers, les Gens tenans nos Cours de Parlement, Maîtres des Requêtes ordinaires de notre Hôtel, Grand-Conseil, Prévôt de Paris, Baillifs, Sénéchaux, leurs Lieutenans-Civils, & autres nos Justiciers qu'il appartiendra : SALUT. Notre amé le Sieur LEFEBVRE DE VILLEBRUNE, Nous a fait exposer qu'il desireroit faire imprimer & donner au Public la traduction Françoise des *Œuvres d'Hippocrate*, s'il nous plaisoit lui accorder nos Lettres de Privilege pour ce nécessaires. A CES CAUSES, voulant favorablement traiter l'Exposant, nous lui avons permis & permettons par ces Pré-

O

fentes, de faire imprimer ledit Ouvrage autant de fois que bon lui femblera, & de le vendre, faire vendre & débiter par tout notre Royaume. VOULONS qu'il jouiffe de l'effet du préfent Privilege, pour lui & fes hoirs à perpétuité, pourvu qu'il ne le rétrocede à perfonne; & fi cependant il jugeoit à propos d'en faire une ceffion, l'Acte qui la contiendra fera enregiftré en la Chambre Syndicale de Paris, à peine de nullité, tant du Privilege que de la ceffion; & alors, par le fait feul de la ceffion enregiftrée, la durée du préfent Privilege fera réduite à celle de la vie de l'Expofant, ou à celle de dix années, à compter de ce jour, fi l'Expofant décede avant l'expiration defdites dix années : le tout conformément aux articles IV & V de l'Arrêt du Confeil du 30 Août 1777, portant Réglement fur la durée des Privileges en Librairie. FAISONS défenfes à tous Imprimeurs, Libraires, & autres perfonnes de quelque qualité & condition qu'elles foient, d'en introduire d'impreffion étrangere dans aucun lieu de notre obéiffance; comme auffi d'imprimer ou faire imprimer, vendre, faire vendre, débiter ni contrefaire ledit Ouvrage, fous quelque prétexte que ce puiffe être, fans la permiffion expreffe & par écrit dudit Expofant, ou de celui qui le repréfentera, à peine de faifie & de confifcation des exemplaires contrefaits, de fix mille livres d'amende, qui ne pourra être modérée, pour la premiere fois; de pareille amende & de déchéance d'état en cas de récidive, & de tous dépens, dommages & intérêts, conformément à l'Arrêt du Conseil du 30 Août 1777, concernant les Contrefaçons. A la charge que ces Présentes seront enregistrées tout au long sur le Registre de la Communauté des Imprimeurs & Libraires de Paris, dans trois mois de la date d'icelles ; que l'impression dudit Ouvrage sera faite dans notre Royaume, & non ailleurs, en beau papier & beaux caracteres, conformément aux Réglemens de la Librairie, à peine de déchéance du présent Privilege : qu'avant de l'exposer en vente, le manuscrit qui aura servi de copie à l'impression dudit Ouvrage sera remis dans le même état où l'Approbation y aura été donnée, ès-mains de notre très-cher & féal Chevalier, Garde des Sceaux de France, le Sieur Hue de Miromesnil, Commandeur de nos Ordres ; qu'il en sera ensuite remis deux exemplaires dans notre Bibliotheque publique, un dans celle de notre Château du Louvre, un dans celle de notre très-cher & féal Chevalier, Chancelier de France, le Sieur de Maupeou, & un dans celle dudit Sieur Hue de Miromesnil. Le tout à peine de nullité des Présentes ; du contenu desquelles vous mandons & enjoignons de faire jouir ledit Exposant & ses hoirs pleinement & paisiblement, sans souffrir qu'il leur soit fait aucun trouble ou empêchement. Voulons que la copie des Présentes, qui sera imprimée tout au long au commencement ou à la fin dudit Ouvrage, soit tenue pour duement signifiée, & qu'aux copies collationnées par l'un de nos amés &

O 2

réaux Conseillers-Secrétaires, foi soit ajoutée
comme à l'original. COMMANDONS au premier
notre Huissier ou Sergent sur ce requis, de faire,
pour l'exécution d'icelles, tous Actes requis
& nécessaires, sans demander autre permis-
sion, & nonobstant clameur de Haro, Charte
Normande, & Lettres à ce contraires. CAR
TEL EST NOTRE PLAISIR. Donné à Paris, le
sixieme jour du mois de Septembre, l'an de
grace mil sept cent quatre-vingt-six ; & de
notre Regne le treizieme. Par le Roi en son
Conseil.

LE BEGUE.

Regiſtré ſur le Regiſtre XXIII de le Cham-
bre Royale & Syndicale des Libraires & Impri-
meurs de Paris, numéro 581, folio 44, con-
form· ·aux diſpoſitions énoncées dans le pré-
ſent Privilege ; & à la charge de remettre à ladite
Chambre le. neuf exemplaires preſcrits par l'Ar-
rét du Conſeil du 16 Avril 1785. A Paris, le 19
Septembre 1786.

KNAPEN, *Syndic.*

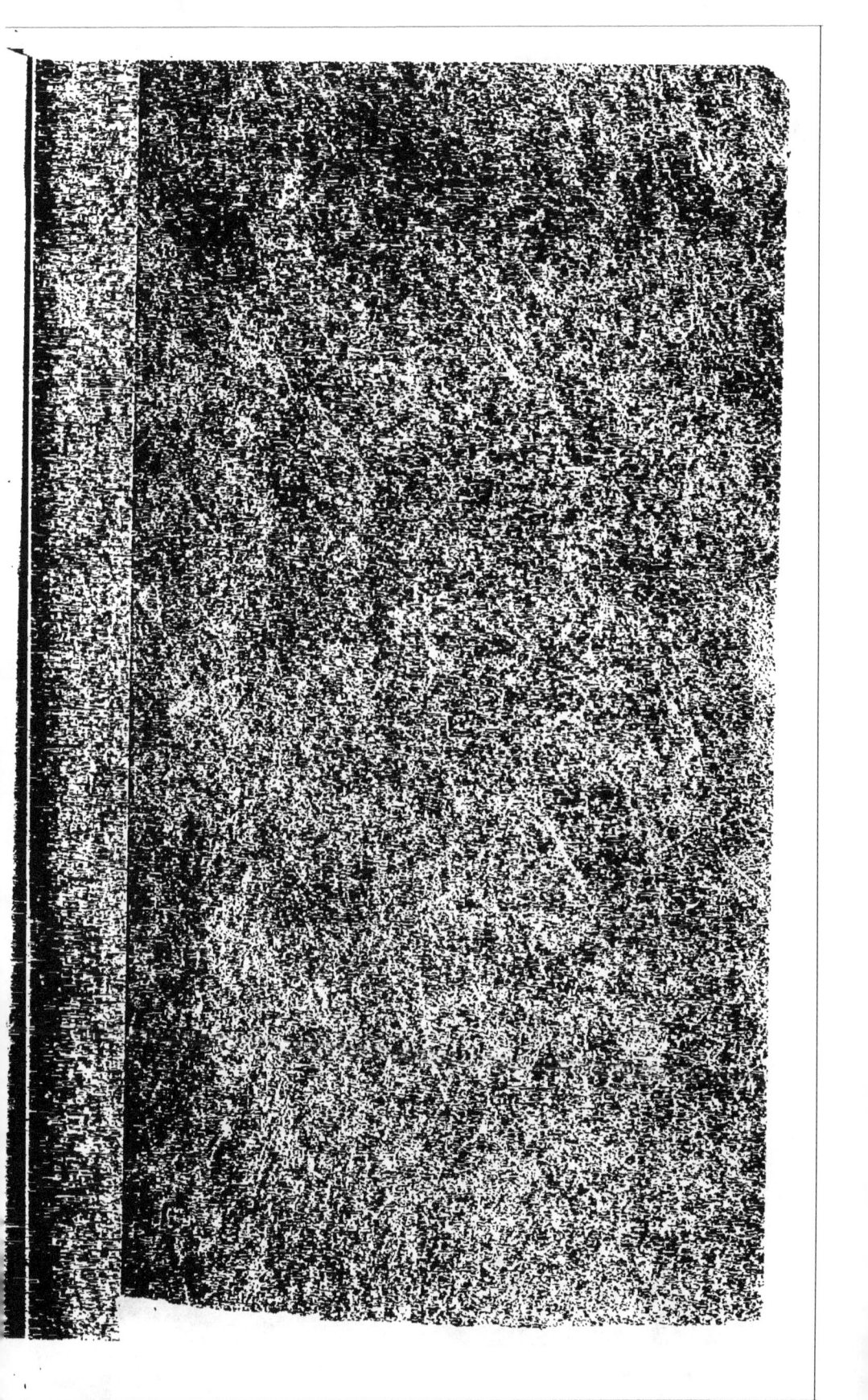

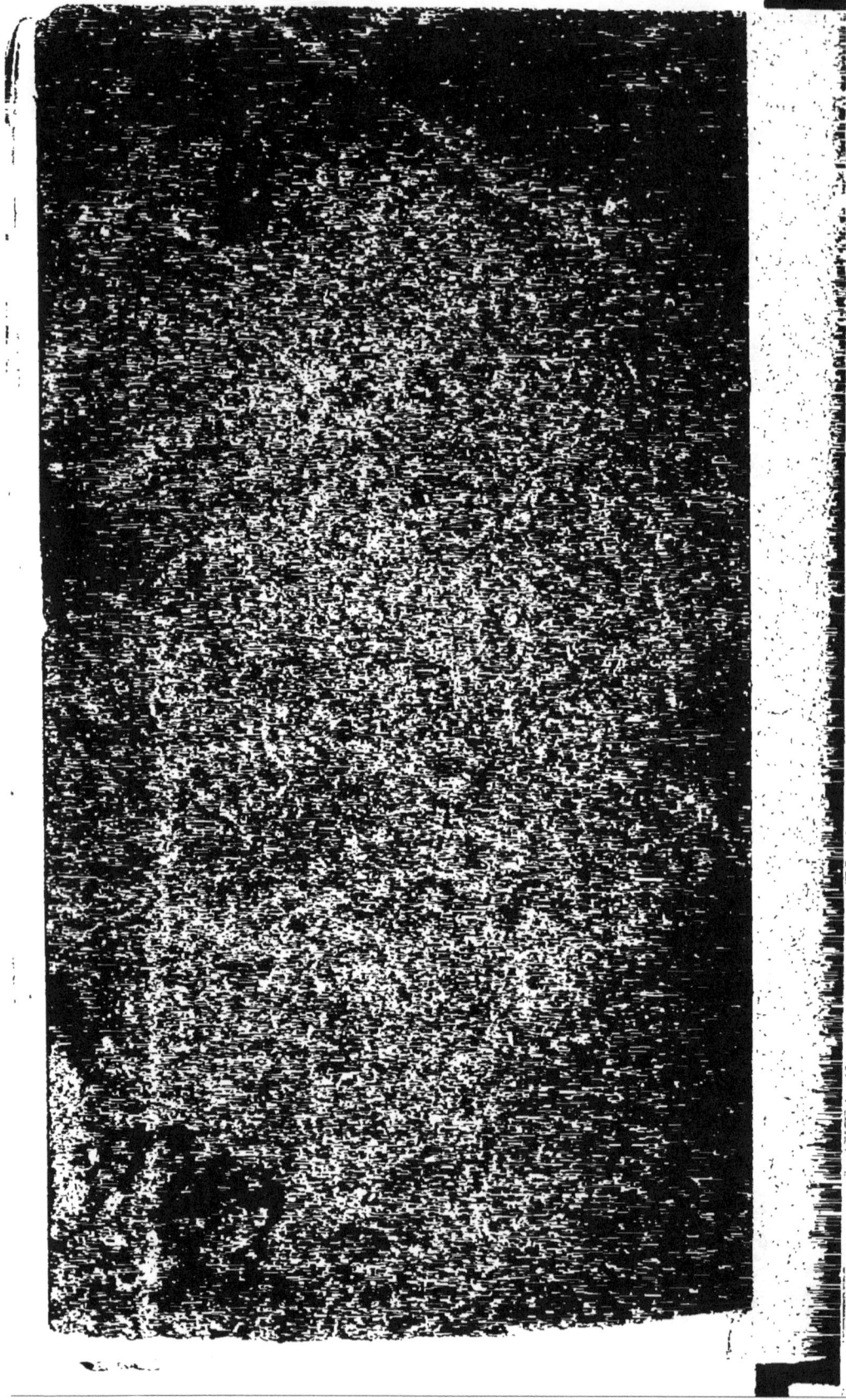

www.ingramcontent.com/pod-product-compliance
Lightning Source LLC
Chambersburg PA
CBHW060542210326
41519CB00014B/3318

* 9 7 8 2 0 1 9 5 9 8 5 6 3 *